COMPTE-RENDU

DES

AMPUTATIONS PRIMITIVES

ET DES

AMPUTATIONS CONSÉCUTIVES.

COMPTE-RENDU

DES

AMPUTATIONS PRIMITIVES

ET DES

AMPUTATIONS CONSÉCUTIVES

TRAITÉES A L'HOPITAL MILITAIRE DE DOLMA-BAGTCHÉ

(Constantinople),

Par M. SALLERON,

Médecin principal de 1re classe à l'hôpital militaire de Versailles.

PARIS,

IMPRIMÉ PAR HENRI ET CHARLES NOBLET

56, RUE SAINT-DOMINIQUE,

1858

COMPTE-RENDU

DES

AMPUTATIONS PRIMITIVES

ET DES

AMPUTATIONS CONSÉCUTIVES

traitées à l'hopital militaire de Dolma-Bagtché (Constantinople).

PREMIÈRE PARTIE.

But et plan de ce travail.

Ce travail a pour but de faire connaître, d'une manière approximative, la proportion des résultats fournis, à l'armée d'Orient, par les amputations primitives et par les amputations consécutives, les accidents graves qui ont sévi sur les amputés, les influences locales et générales auxquelles les blessés se trouvaient soumis.

Il a pour but de relater soigneusement toutes les causes de mort, mais surtout les trois principales : la gangrène, la pourriture d'hôpital, et l'infection purulente. La connaissance des difficultés que nous avons eues à surmonter, des complications que nous avons eues à combattre, suffira pour justifier la chirurgie et la médecine opératoire des résultats peu satisfaisants qu'elles ont donnés en Crimée et dans les hôpitaux de Constantinople ; car, en chirurgie comme en médecine, il n'y a pas de succès possible sans conditions hygiéniques favorables, conditions qui malheureusement doivent se rencontrer rarement en campagne, à la suite des grandes armées.

La statistique que j'ai dressée ne comprend que les amputés traités dans un seul hôpital; mais les résultats ayant été à peu près les mêmes dans tous les autres établissements hospitaliers, on peut la regarder comme l'expression assez fidèle de la généralité, et en tirer des conclusions rigoureuses en ce qui concerne les amputations consécutives, seulement approximatives pour les guérisons proportionnelles données par les amputations primitives et par les amputations consécutives.

Cette statistique ne peut compter que comme une unité qu'il faudrait ajouter à toutes les autres pour avoir un total commun et général, seul susceptible d'offrir toutes les conditions voulues ou nécessaires pour établir la valeur relative des amputations primitives et des amputations consécutives pratiquées à l'armée d'Orient

Les accidents graves et nombreux qui, dès le début de la campagne, ont sévi sur tous les blessés en général, et plus particulièrement sur les amputés, m'avaient trop vivement impressionné pour ne pas chercher la cause de nos insuccès dans l'appréciation rigoureuse des circonstances et des conditions hygiéniques au milieu desquelles nous nous trouvions placés.

Pour arriver au résultat désiré, j'ai d'abord constaté la complication la plus fréquente, j'ai soigneusement noté son évolution et sa marche; j'ai cherché ses rapports de fréquence suivant le siège de la blessure, suivant la méthode ou le procédé opératoire, et suivant le mode de réunion. Malgré les relations évidentes de cause à effet que je trouvais dans les méthodes et les procédés, j'ai dû remonter plus haut pour arriver à la source des accidents, et chercher dans les conditions hygiéniques et dans la position exceptionnelle de l'armée de Crimée, la véritable cause pathologique des aptitudes morbides que présentaient tous nos blessés, et des complications qui faisaient périr nos amputés.

Afin de pouvoir rassembler les traits principaux qui m'ont frappé dans la cause, l'évolution et le cours des accidents, j'ai pris exactement des notes sur tous les blessés qui ont passé dans mon service, sur tous ceux qui étaient amputés à leur arrivée à l'hôpital, et ceux qui ont subi des amputations consécutives. J'ai suivi la marche des blessures, l'apparition et le développement progressif des accidents primitifs et consécutifs, les causes de mort et les altérations anatomiques reconnues à l'autopsie. Malgré la similitude des lésions fonctionnelles et des altérations anatomiques, j'ai fait de nombreuses autopsies pour bien constater l'identité des résultats, et saisir les nuances individuelles qu'elles présentaient dans l'état aigu et dans l'état chronique, suivant la marche régulière ou irrégulière, continue ou en quelque sorte intermittente de la complication pathologique. Mais, ne voulant pas promettre plus que je ne puis donner, je me hâte de dire que, faute de temps, d'instruments et de locaux convenables, nous n'avons pu constater que des lésions appréciables à l'œil nu, et qu'il ne nous a pas été possible d'apporter dans nos recherches toute l'exactitude et toute la précision que l'on pourrait désirer en pareille matière ; nous avons fait des autopsies au point de vue de la médecine opératoire, et non au point de vue de l'anatomie pathologique.

Mon travail se compose de deux parties.

La première comprend :

1º L'époque de la guerre de Crimée ;

2º Le mode d'évacuation des blessés de Crimée sur Constantinople ;

3º La topographie sommaire de l'hôpital de Dolma-Bagtché, et la statistique générale des blessés traités dans cet établissement ;

4° La recherche des causes des accidents et des complications ;

5° La statistique des amputations primitives et des amputations consécutives traitées à l'hôpital de Dolma-Bagtché, du 1er mai au 1er novembre 1855 ;

6° L'énumération et la description des accidents et des complications survenus pendant le traitement.

J'essaierai de faire connaître les accidents et les complications qui ont été causes de mort, non par une description didactique , mais en racontant les faits tels que je les ai vus et appréciés, en les faisant suivre des réflexions et des conclusions qui m'ont paru en découler naturellement.

J'exposerai les conditions organiques et physiologiques des soldats de l'armée de Crimée, les aptitudes morbides spéciales qui pesaient sur les blessés, et les conséquences fâcheuses qui en étaient la suite.

Je mentionnerai les conditions hygiéniques mauvaises de l'hôpital de Dolma-Bagtché, conditions éminemment fâcheuses communes à tous les hôpitaux de Constantinople, et qui ont agi avec d'autant plus d'énergie qu'elles frappaient des individus détériorés , très-épuisés, et présentant peu de résistance vitale.

J'énumérerai tous les accidents qui ont été causes de mort, en insistant plus particulièrement sur ceux qui, par leur fréquence et leur gravité, ont fait le plus de victimes. Je décrirai avec détails l'emphysème gangréneux, affection qui me paraît mériter une attention d'autant plus grande, qu'elle a été constamment et rapidement mortelle, que je ne l'ai jamais observée ni en France ni en Afrique, et que les auteurs classiques n'en font aucune mention.

J'ai longuement insisté sur les symptômes, la marche et le traitement de la pourriture d'hôpital, qui , sous forme endémo-épidémique, acquiert un surcroît d'énergie et de gravité dont on n'a qu'une faible idée par l'observation de la même affection, sous forme sporadique, dans les hôpitaux civils ou militaires en temps de paix.

L'infection purulente, qui a été la principale cause de mort pour les amputés, a présenté des différences et des particularités qui m'ont paru réclamer une mention spéciale, parce qu'elles sont de nature à nécessiter d'importantes modifications dans les méthodes opératoires et dans la thérapeutique des plaies d'amputation.

Dans la seconde partie, je tâcherai d'apprécier à leur juste valeur, d'après les accidents les plus habituels et les complications les plus probables, les résultats immédiats et définitifs, les méthodes et les procédés opératoires, les deux modes de réunion après les opérations, et chaque opération en particulier.

J'appellerai l'attention des chirurgiens sur la désarticulation du coude, qui nous a donné des succès proportionnels assez nombreux pour établir la valeur de cette opération, qui jusqu'à présent n'a pas joui de la faveur qu'elle me paraît mériter.

J'ai fait une appréciation sévère, mais que je crois juste et rationnelle, des amputations partielles et totales du pied et de l'amputation sus-malléolaire, dont les résultats ont été très-peu satisfaisants et de nature à prouver que ces opérations doivent rester dans le domaine de la chirurgie civile, ou au moins être exclues du champ de bataille.

La désarticulation du genou a rarement réussi à l'armée d'Orient. La constance et la similitude des accidents survenus après cette amputation m'ont conduit à proposer une modification opératoire que je crois indispensable pour en assurer le succès et lui conserver les avantages que lui attribuent les chirurgiens qui l'ont réhabilitée dans la pratique.

Je regrette de ne pouvoir faire l'éloge des résections; mais, à l'armée d'Orient, elles n'ont pas donné de brillants résultats; elles ne pouvaient même en donner de bons dans les conditions défavorables où se trouvaient les blessés et les amputés.

Tout ce que je dirai des amputations, en général et en particulier, n'est relatif et applicable qu'aux conditions de guerre, et surtout aux conditions spéciales dans lesquelles nous étions placés, mais qui doivent souvent se reproduire après les grandes batailles, parce que, dans ces circonstances, les transports sont difficiles, peu commodes, et l'encombrement le plus souvent inévitable. J'ai conclu d'après ce que j'ai vu et observé ; mais je n'ai nullement l'intention, et encore moins la prétention, de critiquer ni de réformer les indications et les préceptes formulés par les maîtres de la science.

Epoque de la guerre d'Orient.

Au point de vue chirurgical, la guerre d'Orient n'a commencé que le 19 novembre 1854, par la bataille de l'Alma, et ne s'est terminée que le 8 septembre 1855, par la prise de Sébastopol. Depuis, il y a eu encore quelques affaires isolées, quelques combats d'avant-garde, et un assez grand nombre d'accidents partiels, mais tous d'une minime importance comparativement aux évènements qui avaient précédé l'assaut de Malakoff, et qui n'ont jamais nécessité des évacuations immédiates, nombreuses et fréquentes commes celles qui avaient eu lieu dans le courant de l'été.

La période la plus sérieuse et la plus meurtrière de la guerre de Crimée a correspondu à la seconde moitié du printemps et à toute la saison d'été de l'année 1855. Pendant ces deux saisons eurent lieu les affaires du 22 et du 23 mai ; le 7 juin, l'attaque et la prise du Mamelon-Vert ; le 18 juin, l'attaque infructueuse de Malakoff ; le 16 août, le combat de la Tchernaïa ; et le 8 septembre, l'assaut et la prise de la ville. Mais dans l'intervalle de ces différentes affaires, qui toutes avaient été très-meurtrières, les travaux de tranchée fournissaient journellement un grand nombre de blessés atteints de lésions graves qui concouraient à maintenir l'encombrement des ambulances et des hôpitaux.

Depuis la fin de mai jusqu'à la fin d'octobre, les salles de chirurgie, dans les hôpitaux de Constantinople, ont été constamment remplies de blessés, fréquemment renouvelés par suite de la mortalité et des évacuations sur France. C'est pendant cette période qu'on a pratiqué le plus d'amputations primitives et consécutives, et que nous avons pu le mieux apprécier l'influence des causes pathogéniques, suivre et étudier l'évolution et la marche des accidents et des complications qui ont été causes de mort. Pendant cette période, toutes les amputations primitives et consécutives ont été le résultat de lésions traumatiques produites par armes à feu. Il n'y avait plus dans les hôpitaux aucun blessé par suite de congélation; les cas de choléra étaient rares; le typhus n'existait pas encore, ou ne sévissait qu'à l'état sporadique, et passait inaperçu dans les services de chirurgie.

J'ai choisi cette période pour établir la statistique que je donnerai plus loin.

Mode d'évacuation des blessés de Crimée sur Constantinople.

Par suite du grand nombre de malades et de blessés que fournissait journellement l'armée de siège, les ambulances se remplissaient rapidement et devenaient promptement insuffisantes. Blessés et malades étaient alors évacués sur les hôpitaux de Constantinople, où les conditions de bien-être et de traitement étaient peut-être plus satisfaisantes que celles dont on pouvait disposer en Crimée, mais le plus souvent complètement neutralisées par les influences délétères que n'avait pas tardé à produire l'encom-

brement permanent. Les opérations urgentes étaient
pratiquées immédiatement à l'ambulance ; des appareils convenables étaient appliqués aux blessés dont
les lésions physiques ne semblaient pas nécessiter
une amputation primitive. Mais il n'en a pas tou-
jours été ainsi, et souvent, faute de temps et de personnel, ou par suite du trop grand nombre de
blessés après les affaires très-meurtrières, on a été
plusieurs fois dans la nécessité d'évacuer sur Constantinople des blessés qui auraient dû être opérés
immédiatement.

Des différentes ambulances de Crimée, les blessés
étaient transportés en voiture ou en cacolet à Kamiesch, où ils étaient ensuite placés, le plus souvent,
sur des bateaux à vapeur, quelquefois, mais rarement, sur des bâtiments à voiles ; de Kamiesch, la
traversée durait de quarante à cinquante heures,
rarement moins, souvent plus. A bord, les blessés
étaient à l'abri des secousses brusques, violentes et
douloureuses que détermine le cahot des voitures,
ils n'étaient pas soumis à ces déplacements quotidiens
presque obligatoires dans les voyages par étapes, mais
le plus souvent ils étaient mal couchés, mal nourris,
entassés dans l'entrepont et plongés dans une atmosphère promptement viciée par le défaut ou l'impossibilité d'une aération suffisante. Ils étaient très-rarement pansés, quelquefois par suite de l'absence complète de médecins à bord, le plus souvent par défaut
d'un personnel médical suffisant. Malgré le peu de
temps que durait la traversée, les blessés récemment
amputés souffraient beaucoup de ce défaut de soin, et
nous arrivaient avec des moignons gonflés, douloureux, étranglés par la dessiccation des pièces d'appareil, et remplis de vers qui se développaient rapidement sous l'influence de la chaleur et de l'humidité. Si, à bord, les blessés voyageaient moins
péniblement que sur des voitures, à l'embarquement
et au débarquement ils étaient soumis à une multitude de déplacements et de secousses qui les im-

pressionnaient péniblement et aggravaient singu-
lièrement leur état. Les blessés atteints de fractures
comminutives des extrémités inférieures, presque
toujours récentes, mal contenues, étaient plus particulièrement victimes de ce mode de transport, et
souffraient des douleurs vives, aiguës, répétées, qui
précipitaient le développement et la marche des accidents, et les mettaient dans les conditions les plus
fâcheuses et les plus défavorables pour le succès des
amputations consécutives. Arrivés à Constantinople,
les blessés atteints de lésions graves étaient le plus
ordinairement transportés en brancard dans les hôpitaux les plus voisins du point de débarquement ;
les autres étaient dirigés sur les hôpitaux plus éloignés.

Hopital de Dolma-Bagtché.

Placé sur une hauteur près du Bosphore, à proximité du point de débarquement, l'hôpital de Dolma-
Bagtché ne recevait le plus souvent que des blessés
atteints de lésions graves, multiples, intéressant le
tronc ou les extrémités inférieures, et nécessitant
leur transport en brancard. Beaucoup nous arrivaient morts ou mourants, atteints de lésions physiques tellement graves, qu'ils étaient sans ressources,
sans soulagement possible. Un grand nombre était
couvert de vermine, et tous dans un état de saleté
corporelle dégoûtant qu'il était souvent difficile de
faire disparaître, en raison de la gravité, et souvent
de la multiplicité des lésions produites par des éclats
de bombe, d'obus, de gros projectiles qui avaient
broyé les os et largement déchiré les parties molles.

Du 1er mai au 1er novembre 1855, deux mille sept
cent cinquante-trois blessés par armes à feu ont été
admis à l'hôpital de Dolma-Bagtché ; plus de la moitié
étaient atteints de lésions très-graves, et au moins
un cinquième de plusieurs blessures. Il faut ajouter
à ce nombre quatre cent vingt autres malades, tels

que fiévreux, la plupart atteints de dyssenteries, blessés ordinaires, et blessés atteints de fractures graves par armes de guerre, mais sans plaie.

L'état ci-après indique le nombre de blessures par région, et montre la forte proportion de celles qui intéressaient le bassin, les extrémités inférieures, et surtout les cuisses.

D'une contenance de six cent soixante lits, l'hôpital de Dolma-Bagtché était composé de deux bâtiments séparés par une terrasse à pente très-raide, d'un niveau très-différent, et assez éloignés l'un de l'autre pour ne pas s'influencer réciproquement. En raison de sa proximité du Bosphore, il avait été dès le principe affecté spécialement au traitement des affections chirurgicales : on n'y a reçu que très-peu de fiévreux, exceptionnellement, et pour s'éviter la peine de les envoyer plus loin, lorsqu'ils se trouvaient mêlés aux blessés sur le bateau qui les avait apportés ; ces fiévreux étaient presque toujours atteints d'affections intestinales très-graves, le plus souvent mortelles.

Le bâtiment le plus élevé, bien qu'ayant été construit pour servir d'hôpital à l'artillerie de la garde impériale turque, présentait des vices de construction qui le rendaient peu propre à sa nouvelle destination. Les salles, quoique larges et élevées, n'avaient de croisées que sur une face, et une seule porte dans le mur de refend qui les séparait d'un large corridor comptant aussi comme salle et rempli de malades. La face opposée, par laquelle s'éclairait le corridor, était percée de grandes croisées donnant sur un jardin potager d'une assez grande largeur et longeant tout le bâtiment. Ce jardin était une précieuse ressource pour les malades qui pouvaient se promener, et pour ceux qu'on pouvait y transporter sur des brancards ; ils y passaient plusieurs heures de la journée convenablement abrités du soleil, respiraient un air pur, et désencombraient momentanément les salles. Les latrines, placées dans le corridor, étaient vicieusement construites, sans écoulement continu, d'un entretien difficile, et presque toujours un foyer permanent d'émanations désagréables et nuisibles, malgré l'emploi non interrompu des désinfectants. L'ouverture simultanée des portes et des croisées, nécessaire pour renouveler l'air convenablement, avait pour résultat un échange de mauvaise odeur entre les salles et le corridor. Presque toujours la ventilation était trop forte, ou insuffisante. Les planchers, mal construits, percés ou pourris en plusieurs endroits, et d'un entretien difficile, étaient un réceptacle d'ordures exhalant parfois des odeurs infectes qu'on ne pouvait guère paralyser, et qu'on n'aurait pu faire disparaître que par des travaux impossibles dans la situation présente de l'établissement.

Les inconvénients que présentait la disposition intérieure de cet établissement étaient un peu compensés par sa situation sur un endroit élevé, bien ventilé, par une vue magnifique sur le Bosphore et la côte d'Asie, et par la facilité qu'avaient les malades valides de pouvoir se promener à toute heure du jour à l'abri du soleil et des courants d'air.

Le bâtiment inférieur, composé d'une caserne transformée en hôpital, était d'une aération beaucoup plus difficile, en raison de sa situation plus enfoncée et des vices de construction qu'il n'avait pas été possible de faire disparaître complètement dans la précipitation de son installation. Les salles, étroites et peu élevées, avaient des croisées de face; mais, comme elles étaient partagées dans leur longueur par un mur de refend percé lui-même de plusieurs ouvertures à sa partie supérieure seulement, la colonne d'air était brisée et devenait, par conséquent, insuffisante pour produire une ventilation convenable et les modifications nécessaires dans les parties inférieures où l'air se renouvelait difficilement. Les lits étaient placés sur des estrades de quelques centimètres de hauteur, construites en planches mal jointes, percées et pourries en plusieurs endroits comme les planchers du bâtiment supérieur, mais beaucoup plus détériorées qu'eux. Elles étaient, comme eux, un réceptacle d'ordures de toutes sortes qu'on ne pouvait enlever, et qui devinrent bientôt des foyers permanents d'infection putride. Les plafonds étaient en bois de sapin difficiles à laver et à purifier. Les salles, quoique percées de nombreuses croisées, mais de petite dimension, étaient mal éclairées et fort sombres par les temps couverts.

Les vices de construction que je viens de signaler ont été promptement et considérablement aggravés par le trop grand nombre de blessés et de lésions graves reçus depuis le commencement de son installation ; conséquence de sa destination et de sa proximité du point de débarquement. Aussi, après quelques mois d'occupation, l'hôpital de Dolma-Bagtché a-t-il présenté des conditions hygiéniques très-défavorables, qui ont puissamment concouru, avec les prédispositions morbides qui existaient chez tous nos blessés, au développement des accidents graves et meurtriers qui ont sévi sur nos amputés.

Malgré les inconvénients nombreux que présentaient les deux bâtiments, réunis pour former une unité chirurgicale et administrative, l'hôpital de Dolma-Bagtché présentait encore des conditions de salubrité plus satisfaisantes que plusieurs des autres hôpitaux de Constantinople.

Au printemps de 1855, les six cent soixante places avaient été réduites à six cent dix, nombre encore trop élevé pour l'espace libre, le volume d'air et le bien-être de malades atteints de lésions graves qui, fournissant une suppuration abondante et fétide, nécessitaient des changements fréquents de linge et de lit, et condamnaient la plus grande partie des blessés à un décubitus prolongé et continu. Deux fois seulement, dans le courant de l'été, l'effectif des malades a dépassé le chiffre de six cents ; mais il a toujours été relativement trop considérable, bien

que les inconvénients du nombre fussent en partie
compensés par la continuité du beau temps et par la
douceur de la température, qui permettaient une
aération continue et prolongée. Mais cette compensation était encore très-insuffisante, puisque, malgré
le voisinage du Bosphore et l'extrême humidité de
l'atmosphère, il fallait tenir une partie des croisées
ouvertes pendant la nuit pour assurer le renouvellement continu de l'air intérieur, pour éviter une
chaleur excessive, et enfin pour combattre l'odeur
infecte qui se développait rapidement dans les salles
complètement fermées.

La forte mortalité et la nécessité d'évacuer le plus
tôt possible sur France les blessés qui avaient résisté
aux accidents primitifs et qui étaient en bonne voie de
guérison, pour les soustraire aux accidents consécutifs toujours imminents, et pour faire place à ceux
qui arrivaient de Crimée, multipliaient les entrées à
l'hôpital, les causes d'infection, et les chances fâcheuses pour ceux qui étaient obligés d'y prolonger leur
séjour : les sortants du matin étaient presque toujours remplacés dans la journée.

Pour donner une idée du nombre et de la gravité
des blessures reçues dans les six mois précités, j'ai
dressé le relevé suivant, qui indique le nombre des
lésions par région, et fait voir la forte proportion de
celles qui intéressaient le bassin, les extrémités inférieures, et surtout les cuisses.

HOPITAL MILITAIRE DE DOLMA-BAGTCHÉ.

État récapitulatif de tous les blessés traités du 1er mai au 1er novembre 1855.

SIÈGE DE LA BLESSURE.	ENTRÉS			SORTIS PAR	
	officiers	sous-officiers	soldats.	billets ou évacuation.	décès.
Plaies de tête.					
Superficielles	"	"	20	17	3
Lésion du crâne	4	4	77	68	17
Lésion de l'encéphale	3	"	14	"	17
Plaies de la face	5	13	135	129	24
Plaies du cou	1	5	37	39	4
Plaies de poitrine.					
Superficielles	5	10	72	81	6
Pénétrantes	3	6	34	8	35
Plaies de l'abdomen.					
Téguments et muscles	2	5	27	32	2
Pénétrantes	"	"	8	"	8
Plaies du bassin	3	11	114	87	41
Lésion de la colonne vertébrale	1	1	33	28	7
Plaies des membres supérieurs.					
Doigts	2	6	35	60	3
Carpe et métacarpe	5	9	65	68	11
Avant-bras	4	6	164	152	22
Coude	1	7	74	63	19
Bras	1	16	253	185	85
Épaule	6	13	163	131	51
Plaies des membres inférieurs					
Orteils	"	2	40	39	3
Tarse et métatarse	5	6	106	69	48
Jambes	8	27	403	307	131
Genoux	5	4	132	93	48
Cuisses	16	37	459	353	159
TOTAUX	80	188	2,485	2,009	744
		2,753		2,753	

*Recherches des causes des accidents et des compli-
cations.*

Habitués à des succès nombreux et faciles, les
chirurgiens de l'armée d'Afrique devaient éprouver
en Orient de cruels mécomptes, de tristes déceptions,
et se montrer moins sévères pour leurs devanciers,
qu'ils ont souvent traités avec trop peu d'indulgence.

La plus grave de toutes les complications, l'infection purulente, que nous avons eue à combattre et
qui a fait périr le plus de blessés et d'amputés, ayant
rapidement et énergiquement sévi sur les blessés de
l'Alma, les premiers qui ont été reçus dans les hôpitaux de Constantinople tout exprès installés pour
eux, il n'était ni possible ni logique d'en chercher
uniquement la cause dans l'encombrement et le mé-
phitisme de nos premiers établissements hospitaliers.
Il fallait remonter à une cause plus générale, chercher dans les conditions d'existence physique et
morale de nos soldats l'explication de cette aptitude
morbide qui a pesé sur l'armée de Crimée aussi longtemps qu'ont duré les fatigues et les privations.

En quittant Varna pour aller en Crimée, l'armée
venait d'être cruellement éprouvée par une épidémie
de choléra, dont l'influence se révélait encore de
temps en temps par des coups tardifs mais foudroyants. Tout le monde avait subi l'action du fléau
d'une manière peu appréciable sans doute pour le
plus grand nombre, mais d'une manière certaine,
parce qu'il n'est pas possible de se soustraire aux
influences secrètes d'une épidémie qui fait tant de
victimes en si peu de temps. Malgré l'élan et le cou-
rage dont nos soldats ont fait preuve sur le plateau
de l'Alma, il existait déjà en eux une prédisposition
morbide spéciale, et les joies du triomphe n'ont pu
les préserver de la funeste complication qui a fait
périr la plus grande partie des blessés amputés dans
cette journée ou dans les jours suivants ; prédispo-

sition qui devait se perpétuer et s'accroître encore par une combinaison de causes diverses et multiples.

Au mois d'avril 1855, l'armée de Crimée se composait : 1° d'anciens soldats déjà très-fatigués et fort épuisés, qui, mal logés et mal nourris, avaient beaucoup souffert des intempéries atmosphériques pendant tout un hiver long, froid et humide ; 2° de nouveaux régiments récemment arrivés de France, qui, transportés brusquement dans des conditions d'existence et de climat toutes différentes de celles qu'ils avaient quittées, subissaient rapidement l'influence du nouveau milieu dans lequel ils se trouvaient : beaucoup étaient fort détériorés, tous étaient sous l'influence du scorbut à divers degrés.

Le retour du printemps et de la végétation avait amélioré l'état sanitaire de l'armée et dissipé les plus graves accidents de l'affection scorbutique. Mais la reprise des hostilités, avec les fatigues, les émotions et les dangers quotidiens de cette guerre de siège longue et meurtrière, n'avait pas permis une modification complète. La santé du soldat, incomplètement rétablie, a été maintenue dans de mauvaises conditions par des fatigues excessives et incessantes, par une privation de sommeil longue et souvent répétée que nécessitaient les travaux et la garde des tranchées ; par une nourriture trop uniforme, insuffisante, et surtout insuffisamment réparatrice, composée presque uniquement de légumes secs, de biscuit, de viande salée, rarement de viande fraîche qui était toujours de qualité médiocre. A ces causes actives et puissantes de maladies, il faut joindre toutes celles qui résultent de l'agglomération d'un grand nombre d'hommes sur le même emplacement pendant un temps prolongé ; toutes conditions éminemment fâcheuses, qu'on ne peut imputer qu'aux circonstances et à l'enchaînement des évènements qui ont conduit et retenu l'armée sous les murs de Sébastopol dans une saison avancée, où elle n'a

trouvé que des ressources temporaires et très-insuf-
fisantes.

Mais si l'alimentation du soldat n'a jamais été complètement appropriée aux besoins et aux nécessités
d'un service pénible, elle a toujours été ce qu'elle
pouvait être, car, malgré toute la sollicitude du com-
mandement, malgré toute l'activité de l'administration, il a été et il sera toujours impossible de nourrir
convenablement une armée de cent mille hommes,
placée dans une position aussi exceptionnelle que
celle où se trouvait l'armée de Crimée.

Par suite de toutes les causes débilitantes et dépressives qui ont agi sur notre armée d'une manière
continue et prolongée, il en est résulté pour le soldat un épuisement nerveux, un appauvrissement
extrême du système sanguin, et un cachet scorbutique qui le laissaient le plus souvent sans réaction
possible ou suffisante pour résister aux accidents
primitifs ou pour fournir au travail réparateur les
éléments nécessaires à la guérison de blessures larges et souvent multiples, nécessitant un traitement
long et un séjour prolongé dans l'hôpital, dont les
conséquences presque inévitables étaient des complications graves, variées, avec récidives fréquentes
toujours désespérantes pour le malade et pour le
chirurgien.

Malgré les apparences physiques d'une constitution encore bien conservée, les blessés étaient tristes, abattus, moroses, supportaient leur mal avec
une patience inerte et une résignation calme : fortement déprimés au physique et au moral, beaucoup
semblaient encore sous l'influence d'une stupeur
prolongée, et acceptaient le plus souvent sans aucune objection les opérations que rendaient nécessaires l'étendue et la gravité des désordres traumatiques. Chez tous, les fonctions étaient languissantes,
les réactions nulles ou sans énergie, le travail élimi-
nateur d'une lenteur désespérante. Après la séparation des parties mortifiées, le travail réparateur,

2

dans les cas les plus favorables, lorsqu'il n'était pas
enrayé par des complications graves, se faisait lentement, tardivement, et d'une manière si incomplète, que je ne crois pas avoir évacué sur France
un seul blessé complètement guéri d'une lésion un
peu grave, ou d'une amputation des extrémités inférieures. Même les simples trajets de balles restaient
souvent fistuleux, et auraient persisté indéfiniment
dans cet état si on eût voulu garder les blessés à
l'hôpital jusqu'à guérison complète. Quant aux lésions
osseuses dont le peu de gravité apparente permettait
d'essayer la conservation du membre, excepté celles
des extrémités supérieures, qui, plus faciles à maintenir convenablement, permettaient la promenade
au grand air, toutes les autres étaient presque inévitablement et promptement suivies de mort par
infection purulente, par pourriture d'hôpital, ou par
gangrène.

  Toutes les plaies, mais surtout les larges plaies
par éclats de projectiles creux, ne fournissaient dans
les premiers jours qu'un détritus grisâtre abondant
et très-fétide, qui devenait ensuite séro-purulent
dans les conditions les plus favorables. Les surfaces
traumatiques restaient livides. blafardes, saignantes;
on observait rarement des bourgeons charnus rouges, vermeils, animés, signes d'une vitalité active et
d'une cicatrisation rapide. Par suite d'une réaction
incomplète, d'une suppuration difficile, insuffisante
et de mauvaise nature, les engorgements persistaient indéfiniment, les bords des plaies restaient
infiltrés, pâteux, indurés ; les topiques avaient peu
d'action, les toniques à l'intérieur étaient insuffisants ou mal supportés ; il n'était plus possible de
refaire des constitutions si profondément détériorées.

Par suite de l'énorme quantité de produits morbides que fournissaient les lésions traumatiques, par
suite de l'encombrement continu des salles de chirurgie, nos hôpitaux sont promptement devenus des

foyers d'infection, dont l'influence pernicieuse, supérieure à la puissance des moyens prophylactiques
ordinaires, a sévi d'une manière incessante, et avec
d'autant plus d'énergie, qu'elle frappait des blessés
appauvris, profondément débilités, et incapables de
réactions énergiques.

Déjà fortement épuisés par les fatigues et les privations, énervés par des douleurs vives et prolongées, prostrés par un voyage sur mer de deux ou trois
jours, quelquefois plus, les blessés, à leur arrivée,
étaient immédiatement plongés dans une véritable
atmosphère purulente, dont l'action ne tardait pas à
se faire sentir, et se révélait par des manifestations
morbides très-souvent mortelles, qui rendaient toute
opération inutile ou dangereuse. Les accidents d'intoxication purulente se manifestaient beaucoup plus
rapidement sur les blessés atteints de lésions osseuses, que sur ceux dont les parties molles seulement avaient été intéressées. Aussi étions-nous
dans l'obligation d'amputer de suite, lorsque la lésion était de nature à nécessiter une opération, sans
préparation possible, quelque fût le mauvais état des
parties molles et des fonctions générales. Faite après
quelques jours d'hôpital, l'empoisonnement existait
déjà, et l'amputation ne faisait qu'accélérer la manifestation d'accidents toujours graves et promptement mortels. Dans la grande majorité des cas,
nous n'avons pas fait réellement des amputations
consécutives, mais tardivement des amputations primitives, parce qu'il n'était pas possible d'attendre,
pour opérer, la chute des accidents primitifs et la
disparition de l'engorgement des parties molles. Pro-
fitant des bienfaits du chloroforme, nous avons opéré
plusieurs fois dans de mauvaises conditions, dans
des cas presque désespérés. Bien que nous n'ayons
pas réussi souvent, comme il n'est arrivé aucun accident par le fait direct du chloroforme et de l'opération, je crois qu'en pareille circonstance, quand
la mort est certaine, quand on agit avec prudence

et en parfaite connaissance de cause, on ne doit pas priver le blessé de la seule chance de salut qui lui reste. Opérant dans d'aussi mauvaises conditions, sur des blessés si profondément détériorés, on ne devra pas s'étonner du peu de succès que nous avons obtenu.

Ainsi donc, l'influence cholérique, les mauvaises conditions hygiéniques dans lesquelles vivait l'armée de Crimée, les modifications organiques et les aptitudes morbides qui en étaient la conséquence, la gravité des lésions physiques, l'encombrement continu des hôpitaux de Constantinople, me paraissent les véritables causes prédisposantes et efficientes des trois principales complications qui ont fait périr un si grand nombre de blessés et d'amputés.

Amputations primitives et consécutives.

Les amputations faites en Crimée ont été pratiquées immédiatement ou dans les premiers jours qui ont suivi la blessure, et avant l'apparition des accidents primitifs. Après les grandes affaires, les amputés étaient évacués plus ou moins immédiatement, mais toujours dans un délai très-court, et nous arrivaient trois ou quatre jours après l'opération, la plupart du temps dans des conditions locales peu satisfaisantes, par suite de l'insuffisance des ressources et des fatigues du déplacement, et surtout par le manque de soins et de pansements en temps opportun. Les appareils desséchés, durcis, étaient souvent remplis de vers, les lèvres de la plaie souvent déchirées par les points de suture, les moignons gonflés, comprimés par les bandelettes agglutinatives.

Les amputés par suite de blessures reçues dans la tranchée nous arrivaient généralement plus longtemps après l'opération. Ayant moins souffert du manque de soins pendant la traversée, ils étaient

ordinairement dans des conditions plus satisfaisan -
tes, présentaient moins d'accidents primitifs, mais
n'étaient pas plus que les premiers à l'abri des complications fâcheuses qui frappaient tous les opérés
indistinctement, plus ou moins rapidement, plus ou
moins fortement, suivant le genre d'opération, et
suivant la résistance individuelle.

Nous avons reçu quelques amputés très-longtemps
après l'opération, le moignon souvent presque cicatrisé ; mais leur état général était presque toujours
mauvais et traduisait une intoxication purulente
chronique qu'on avait espéré enrayer par un changement d'air.

Bien qu'arrivés à l'hôpital plus ou moins longtemps après l'opération, tous les amputés de Crimée
figurent dans la statistique des amputations primitives, puisqu'ils ont été opérés immédiatement, ou
dans le délai et les conditions qui constituent véritablement les amputations immédiates. J'ai porté
dans la statistique des amputations consécutives toutes celles qui ont été pratiquées à l'hôpital, bien que,
pour la plupart, elles aient été faites cinq, six, huit
ou dix jours après l'accident, et quelques-unes seulement à une époque assez reculée. Mais les premières, qui n'avaient pas été faites en Crimée faute
de temps, ne pouvaient plus compter comme amputations primitives, par suite des accidents développés
pendant la traversée et des mauvaises conditions
locales et générales dans lesquelles se trouvaient les
blessés au moment de l'opération. Une quarantaine
ont été pratiquées un mois, six semaines ou deux
mois après l'accident, par suite de complications
développées sur des plaies primitivement simples, ou
sur des fractures qui n'avaient pas paru nécessiter
une amputation immédiate.

Tous les amputés, sans exception aucune, qui
figurent dans les deux catégories ont été opérés
pour des lésions traumatiques produites par armes
à feu.

STATISTIQUE

Des amputations primitives et consécutives traitées à l'hôpital de Dolma-Bagtché (Constantinople), du 1er mai au 1er septembre 1855.

OPÉRATIONS DIVERSES.	AMPUTATIONS PRIMITIVES.			AMPUTATIONS CONSÉCUTIVES.		
	NOMBRE DE			NOMBRE DE		
	opérés.	guéris.	morts.	opérés.	guéris.	morts.
Amputations dans la continuité.						
D'un ou de plusieurs métacarpiens.	2	1	1	5	3	2
De l'avant-bras.	24	16	8	9	3	6
Du bras.	122	70	52	30	12	18
D'un ou de plusieurs métatarsiens.	1	"	1	"	"	"
De la jambe (partie inférieure).	13	6	7	1	"	1
De la jambe (partie supérieure).	107	59	48	46	13	33
De la cuisse.	84	31	53	46	2	44
TOTAL.	353	183	170	137	33	104
Désarticulations.						
D'un ou de plusieurs doigts.	11	11	"	8	7	1
D'un ou de plusieurs métacarpiens	3	2	1	1	1	"
Du poignet.	3	1	2	11	8	3
Du coude.	3	3	"	17	13	4
De l'épaule.	21	11	10	21	4	17
D'un ou de plusieurs orteils.	4	2	2	5	3	2
D'un ou de plusieurs métatarsiens.	2	"	2	"	"	"
Tarso-métatarsienne.	2	"	2	4	2	2
Médio-tarsienne.	2	"	2	"	"	"
Sous-astragalienne.	"	"	"	2	"	2
Tibio-astragalienne.	4	3	1	8	2	6
Fémoro-tibiale.	8	1	7	4	"	4
Coxo-fémorale.	"	"	"	2	"	2
Résections.	3	1	2	"	"	"
Une résection de la partie supérieure du cubitus dans la continuit'. — Guéri.						
Une résection de la tête de l'humérus. — Mort.						
Une résection de la partie moy. de l'humerus.—Mort.						
TOTAL.	66	38	28	83	40	43
TOTAL général	419	221	198	220	73	147

Le tableau ci-joint des amputations primitives et consécutives traitées à l'hôpital de Dolma-Bagtché, du 1er mai au 1er novembre 1855, embrasse une période de six mois, la plus active et la plus meurtrière du siège de Sébastopol, pendant laquelle nous avons reçu de Crimée quatre cent dix-neuf amputés, et pratiqué à l'hôpital deux cent vingt amputations : total six cent trente-neuf. Elle commence à la reprise des hostilités et finit après les suites de l'assaut et de la prise de la ville; elle comprend toute la saison chaude et se termine avec les chaleurs de l'été.

Pendant toute cette période, les conditions hygiéniques ont été à peu près les mêmes; les différences de température, quoique sensibles, ne l'ont pas été assez pour modifier les résultats d'une manière notable, et altérer leur signification absolue et relative; conditions essentielles pour tirer des conclusions à peu près rigoureuses de l'examen comparatif des succès fournis par les amputations primitives et consécutives, et pour apprécier convenablement l'importance et la gravité des accidents et complications qui ont été causes de mort.

Pour n'opérer que sur des éléments parfaitement semblables, pris dans des conditions bien définies, bien appréciées, et toujours à peu près les mêmes, sur des faits recueillis dans des limites de temps et de localités circonscrites, j'ai négligé à dessein tous les faits antérieurs et postérieurs aux époques précitées. Si j'avais embrassé une plus longue période, j'aurais été obligé de tenir compte de plusieurs éléments complexes qui auraient modifié les résultats : les congélations pendant l'hiver de 1854 à 1855, et le typhus de 1855 à 1856, qui ont exercé une si grande influence sur la marche et la terminaison des lésions traumatiques concomitantes.

Je donne cette statistique comme parfaitement exacte, parce que j'ai vu à peu près tous les amputés guéris pendant leur séjour à l'hôpital et au moment de leur départ pour France ; c'est peut-être même à cause de sa rigoureuse exactitude que nous avons compté si peu de guérisons. Pour pouvoir l'établir et constater les résultats, j'ai été parfaitement secondé par MM. Maillefer et Mercier, médecins-majors, et par M. Jalabert, aide-major, qui tous trois, chargés d'une division de blessés, n'ont jamais interrompu leur service et qui ont toujours surveillé les pansements qu'ils ne pouvaient faire eux-mêmes.

J'ai simplifié et uniformisé autant que possible les pansements et les méthodes thérapeutiques ; j'ai régularisé les méthodes et les procédés opératoires autant que le comportaient les circonstances et les aptitudes individuelles, tout en laissant à chacun pleine et entière liberté d'action. Malgré l'insuffisance du personnel médical, les pansements des amputés ont toujours été faits avec beaucoup de soin et d'exactitude, et n'ont jamais été confiés à des mains inexpérimentées qu'après la disparition des principales complications et la simplification de la surface traumatique.

Pour les raisons que j'ai données plus haut, cette statistique ne peut avoir qu'une valeur individuelle et seulement relative à l'hôpital dans lequel on en a rassemblé les éléments. Si les conditions hygiéniques mauvaises, si les accidents et les complications ont été à peu près les mêmes dans tous les hôpitaux de Constantinople, le résultat comparatif des amputations primitives et consécutives que j'ai obtenu ne peut s'appliquer qu'à l'hôpital de Dolma-Bagtché. Pour connaître la valeur absolue et relative des résultats fournis à l'armée d'Orient par les deux espèces d'amputation, il faudrait connaître le chiffre de toutes les amputations consécutives et primitives, deux conditions très-difficiles à remplir, surtout la dernière. Mais, en ne tenant compte que des résultats bruts de ma statistique, il me sera encore facile de prouver que, sous tous les rapports, l'avantage reste aux amputations primitives, et qu'à l'armée, à moins de circonstances exceptionnelles qui se rencontrent rarement, elles devront toujours obtenir une préférence exclusive.

Nous avons eu onze amputations doubles, dont huit faites en Crimée, et trois à l'hôpital ; elles ont donné une seule guérison , — un artilleur amputé des deux bras. Cinquante-deux amputations étaient compliquées d'une ou de plusieurs blessures, la plupart très-graves ; elles ont donné vingt-trois guérisons et vingt-neuf morts.

Quatre amputés de Crimée, dont trois avaient subi une amputation partielle de la main, et le quatrième une amputation partielle du pied, ont été amputés une seconde fois à l'hôpital : tous les quatre ont guéri. Un cinquième, amputé du poignet à l'hôpital, a également subi une seconde amputation suivie de guérison.

Les six cent trente-neuf amputés ont donné deux cent quatre-vingt-quatorze guérisons et trois cent quarante-cinq insuccès, — moins de moitié. Mais il n'y a eu en réalité que trois cent quarante décès, parce que j'ai porté dans la colonne des morts les cinq amputés qui ont dû subir une seconde amputation suivie de guérison dans les cinq cas.

Les amputations primitives faites en Crimée ont donné plus de la moitié de guérisons, tandis que les amputations consécutives pratiquées à l'hôpital n'en ont donné que le tiers.

Les résultats que nous avons obtenus sont sans doute bien peu satisfaisants , surtout si on les compare à ceux que l'on obtient en Afrique, où, en tout temps et en toute saison, la guérison est la règle et la mort l'exception. Mais, en Orient, nous avons eu à lutter contre trois causes de destruction actives , puissantes, continues, qui ont sévi dans les hôpitaux de Constantinople d'une manière endémique ou endémo-épidémique. Pour tenir compte des influences locales et générales, la gangrène, la pourriture d'hôpital et l'infection purulente ; pour bien apprécier l'importance et l'action meurtrière de ces trois complications, il faut tenir compte de ce que j'ai dit plus haut de l'état physiologique de nos soldats au moment du combat, des conditions hygiéniques au milieu desquelles ils ont vécu en Crimée, et de celles auxquelles ils ont été soumis à leur arrivée à Constantinople.

L'examen comparatif des deux tableaux fait ressortir d'une manière bien évidente tout l'avantage des amputations primitives sur les amputations tardives et consécutives. Les conditions hygiéniques et les méthodes de traitement ont été les mêmes pour les deux séries d'opérés ; la différence des résultats ne tient donc qu'à l'époque différente de l'opération. Généralement on pratiquait en Crimée, comme je l'ai déjà dit, les opérations qui paraissaient les plus urgentes par l'étendue et par la gravité des désordres ; mais souvent, faute de temps, on a été dans la nécessité d'évacuer sur Constantinople des blessés qui auraient dû être opérés immédiatement. Ainsi, après la bataille de Traktir, qui s'est livrée le 16 août, il a fallu évacuer de suite tous les blessés russes et français pour ne pas encombrer les ambulances, dans la prévision d'un assaut prochain. Le 20 et le 21, l'hôpital de Dolma-Bagtché a reçu cent seize prisonniers russes. Sur sept qui, à leur arrivée, étaient amputés de la cuisse, quatre ont guéri ; tandis que sur quinze autres amputés de la cuisse dans les huit premiers jours de leur présence à l'hôpital, tous ont succombé : résultat bien significatif à l'avantage des amputations immédiates.

Il suffit d'analyser rapidement les conditions fâcheuses dans lesquelles se trouvaient les blessés atteints de fracture des extrémités inférieures, pour voir si jamais, dans les circonstances de guerre, les avantages de la temporisation pourront compenser les inconvénients de la précipitation. Après la bataille de Traktir, comme après toutes les affaires qui ont donné beaucoup de blessés, si le temps a manqué pour amputer immédiatement tous ceux chez les-

quels l'opération était urgente, on a été, à plus forte
raison, dans l'impossibilité d'appliquer des appareils
suffisamment contentifs pour maintenir des os
broyés, pour empêcher le chevauchement des fragments et leur pénétration dans les parties molles.
Enlevés du champ de bataille, les blessés ont été
transportés en cacolet ou en voiture à Kamiesch,
distant de trois lieues. Ensuite il a fallu les placer
sur des embarcations pour les conduire à bord,
où ils sont restés deux jours et demi, en raison de
leur nombre, des circonstances et de la pénurie
des moyens, sans recevoir les soins que réclamaient
des blessures aussi graves. Arrivés à Constantinople,
il a fallu les descendre du bâtiment, les déposer de
nouveau sur des embarcations pour les conduire à
terre, et les placer enfin sur des brancards pour les
monter à l'hôpital. En additionnant toutes les souffrances que ces malheureux ont dû éprouver dans
ces déplacements successifs avant de pouvoir reposer
dans un lit et recevoir les soins convenables, on ap-
préciera facilement les mauvaises conditions qui en
résultaient pour les opérations faites après un pareil
ébranlement du système nerveux ; car, malgré l'observation de Montesquieu, je n'ai jamais vu que,
pour chatouiller les Russes, il fût nécessaire de les
écorcher.

Ce que je viens de dire des blessés de Crimée s'est
toujours vu et se verra toujours dans les grandes
guerres, où les ressources seront toujours au-dessous des besoins dans les situations difficiles, après
une grande bataille, et dans certaines circonstances
données qu'on ne peut toujours prévoir, mais qu'il
faut savoir reconnaître et apprécier. C'est alors que
la véritable intelligence du service consiste à simplifier et non à récriminer sur l'insuffisance des
moyens, parce que l'imprévu et l'encombrement fe-
ront toujours partie des grandes armées, Aussi, les
chirurgiens qui ont assisté aux grandes batailles de
la République et de l'Empire, qui ont sainement ap-

précié toutes les difficultés de la chirurgie de campagne, qui avaient une grande somme de bon sens pratique, avaient-ils sanctionné par une masse de faits la supériorité des amputations primitives.

Cette statistique comprend un assez grand nombre d'opérations pour donner aux résultats une valeur numérique d'une certaine importance, et corrober, s'il en était besoin, l'opinion des partisans de l'amputation immédiate; mais cette valeur est relative aux circonstances et nullement absolue en ce qui concerne les amputations véritablement consécutives, et surtout les amputations ultérieures. Celles-ci ont généralement bien réussi toutes les fois que nous avons eu l'occasion d'en pratiquer sur des blessés, qui, malgré un séjour prolongé à l'hôpital, avaient été assez heureux pour rester réfractaires à la pourriture d'hôpital, et surtout à l'infection purulente. Mais les faits de cette catégorie ont été si peu nombreux relativement aux autres, qu'ils n'ont aucune valeur numérique, et ne peuvent nullement contre-balancer les avantages des amputations primitives.

En Afrique, où l'encombrement des salles de chirurgie n'a peut-être jamais existé d'une manière absolue et prolongée, où l'on n'observait jamais ces énormes mutilations que nous avions en si grand nombre dans les hôpitaux de Constantinople, où les fractures, presque toujours produites par des balles d'un très-petit calibre, étaient en quelque sorte peu comminutives et exemptes de l'attrition des os et des parties molles que déterminent les balles cylindro-coniques, les biscaïens, et surtout les éclats de projectiles creux; en Afrique, où la pourriture d'hôpital est presque inconnue et l'infection purulente un fait exceptionnel, les amputations consécutives m'ont toujours donné des résultats favorables, aussi nombreux et presque aussi faciles que les amputations primitives. Sous l'influence d'une température si favorable au traitement des lésions traumatiques, il y

avait véritablement peu d inconvénients à tenter la
conservation des membres fracturés, parce que les
conditions individuelles et climatériques étaient pro-
pices, exceptionnelles, et garantissaient le succès en
cas d'amputation consécutive. Mais en Orient, et surtout dans les hôpitaux de Constantinople, tout retard
était préjudiciable aux blessés par l'invasion rapide
de l'intoxication purulente, qui rendait ensuite toute
opération dangereuse, et la réussite le plus souvent
impossible.

On pourrait supposer qu'une partie de nos insuccès fut aussi le résultat d'influences mauvaises spéciales à la Crimée, et surtout à Constantinople. Je
ne le crois nullement, car le climat de Constantinople, pour être moins chaud que celui d'Afrique,
n'en est pas plus nuisible pour cela ; les saisons y
sont bien marquées : les froids de l'hiver sont peu rigoureux, et les chaleurs de l'été sont tempérées par la
brise du nord, qui souffle avec une grande régularité
depuis le commencement de juin jusqu'à la fin de
septembre, et atténue les influences fâcheuses du sirocco, qui s'y fait sentir rarement plusieurs jours de
suite, et jamais aussi fortement qu'en Algérie.

M. Fauvel, médecin sanitaire à Constantinople, établit, dans une brochure qui nous a été communiquée
au commencement de la campagne, que l'air de cette
localité y est généralement sain, et surtout que les
lésions traumatiques y guérissent facilement. Les
renseignements que j'ai recueillis depuis auprès des
médecins du pays m'ont confirmé les assertions de
M. Fauvel. Les complications qui ont fait périr un
si grand nombre de nos blessés et de nos amputés
y sont presque inconnues, et ne s'y montrent jamais
qu'à l'état sporadique ; la gangrène surtout, sous la
forme que j'ai le plus souvent observée, ne s'y manifeste jamais avec les caractères foudroyants que je
signalerai plus loin. Les nombreux insuccès que
nous avons eus ne peuvent être attribués qu'aux
mauvaises conditions physiologiques des blessés au

moment du combat, à l'étendue et à la gravité des lésions traumatiques, et surtout à l'atmosphère miasmatique de nos hôpitaux, qui ont été presque constamment encombrés d'affections graves.

Malgré les mauvaises conditions de l'hôpital, qui compromettaient si fâcheusement le résultat de nos opérations, nous n'avons évacué nos amputés qu'après les avoir mis en bonne voie de guérison, quand ils pouvaient, sans inconvénients graves, supporter la traversée, et retirer des avantages positifs d'un changement d'air. Quelques-uns seulement, malgré une guérison peu avancée et retardée par plusieurs récidives de pourriture d'hôpital, ont été évacués pour les soustraire à un danger sans cesse menaçant. Quelques autres, sous l'influence d'une intoxication purulente chronique qui enrayait la marche de la plaie, et dont l'état ne pouvait que s'aggraver par un plus long séjour à l'hôpital, ont été aussi évacués, en désespoir de cause, quoique dans un état peu satisfaisant. Quelques amputés des membres supérieurs sont sortis complètement guéris, mais en très-petit nombre. Je ne crois pas qu'un seul amputé des extrémités inférieures ait quitté l'hôpital avec un moignon complètement et solidement cicatrisé.

Certains chirurgiens, effrayés de la forte mortalité qui frappait sur les amputés dans les hôpitaux de Constantinople, ont cru bien faire en évacuant sur France des hommes récemment opérés. Le triste état dans lequel nous arrivaient les amputés de Crimée, qu'on était souvent obligé d'évacuer immédiatement ou peu de jours après l'opération, bien que la moyenne de la traversée ne fût le plus souvent que de cinquante à soixante heures, m'a fait une loi de ne diriger les amputés sur France qu'après une guérison assez avancée pour permettre au blessé de se panser lui-même à la rigueur, ou lorsqu'il était urgent de déplacer ce blessé pour le soustraire à un dépérissement continu suivi d'une mort certaine.

J'ai porté dans la colonne des guéris tous ceux qui sont sortis de l'hôpital par évacuation; mais quelques-uns, partis dans de mauvaises conditions locales et générales, ont dû probablement succomber depuis, malgré des améliorations inespérées produites par le changement d'air et de climat, et dont j'ai pu constater quelques cas depuis ma rentrée en France.

Nous avons essayé toutes les méthodes, tous les procédés opératoires, tous les genres de réunion, de pansement, de régime, espérant toujours trouver quelque chose de mieux pour prévenir les accidents primitifs et conjurer les accidents consécutifs. Nous avons souvent échoué par toutes les méthodes, par tous les procédés opératoires, parce que nous étions dans des conditions exceptionnelles très-mauvaises. En Afrique, les succès étaient faciles et nombreux ; le choix de la méthode et du procédé était indifférent ; les complications étaient rares, peu graves et faciles à combattre. En Orient, les accidents étaient fréquents, très graves, impossibles à conjurer et très-difficiles à combattre sur des constitutions appauvries, profondément altérées et presque dépourvues de forces vitales.

Enumération et description des accidents qui ont été causes de mort.

Etranglement interne	1	Hémorrhagie	4
Néphrite aiguë	1	Tétanos	4
Pleuro – pneumonie traumatique	1	Accidents nerveux divers	9
		Gangrène avec emphysème	65
Diathése séreuse	2	Pourriture d'hôpital	45
Choléra	5	Infection purulente	228
	10		335

345

Les trois premiers accidents ne méritent qu'une simple mention, parce qu'ils n'ont emprunté aucun caractère particulier aux circonstances au milieu desquelles ils se sont développés.

Diathèse séreuse.

Deux amputés seulement sont morts d'anasarque générale avec ascite ; mais plusieurs blessés ont été victimes de cette fâcheuse complication qui, se développant lentement et passivement, commençait presque toujours par les extrémités inférieures, remontait progressivement vers le tronc, et s'accompagnait le plus souvent, dans sa dernière période, d'épanchement dans les cavités séreuses du ventre et de la poitrine. Résultat d'une profonde altération des fonctions plastiques et du liquide sanguin, la diathèse séreuse a été presque constamment et assez rapidement mortelle. Je n'ai vu qu'une seule terminaison favorable; mais la guérison a été longue, difficile, et le blessé, à son départ pour France, était encore très-émacié, malgré le rétablissement des fonctions digestives et la résorption complète de l'épanchement séreux.

Choléra.

Le choléra ne s'est montré à l'hôpital de Dolma-Bagtché qu'à l'état sporadique, et presque toujours sur des blessés arrivés de Crimée depuis peu de jours. Trois amputés opérés dans l'établissement sont morts rapidement avec tous les symptômes du choléra algide le mieux confirmé. Deux autres ont été pris de symptômes cholériformes qui ont duré plusieurs jours et ont persisté jusqu'à la fin. Comme ces deux derniers opérés n'étaient sous l'influence d'aucun autre état pathologique, leur mort ne peut être que le résultat de l'influence cholérique, malgré le peu de gravité apparente des symptômes existants.

Hémorrhagie.

Malgré l'appauvrissement extrême du système sanguin que présentaient tous nos blessés, et les nombreuses ligatures que nécessitait souvent la fluidité du sang, malgré surtout la friabilité des tuniques artérielles qui se coupaient facilement, nous n'avons perdu que quatre amputés d'hémorrhagie proprement dite, mais souvent nous avons été obligé de lier l'artère principale du membre à une certaine distance au-dessus du moignon.

Si nous n'avons perdu que quatre amputés par le fait direct et immédiat de l'écoulement sanguin, beaucoup d'autres, épuisés par de petites hémorrhagies répétées, s'affaiblissaient lentement, progressivement, et par suite tombaient dans l'infection purulente qu'on ne pouvait empêcher ni combattre sur des constitutions si complètement épuisées. Beaucoup de blessés qui n'avaient subi aucune opération sont également morts par suite d'hémorrhagies répétées, presque toujours d'hémorrhagies capillaires qui se faisaient en nappe à la surface des plaies larges, sinueuses, irrégulières, produites par des biscaïens ou des éclats de projectiles creux. Ces écoulements sanguins survenant chez des hommes profondément appauvris et scorbutiques, que rien ne pouvait modifier, se faisaient lentement et insensiblement sous les pièces d'appareil qu'on trouvait le matin imbibées d'une matière noirâtre, purulente et fétide: les plaies nettoyées et abstergées, tout écoulement cessait au contact de l'air; mais, après le pansement, le suintement recommençait, et le lendemain on retrouvait l'appareil et la plaie dans les mêmes conditions que la veille. Les mêmes accidents se reproduisaient jusqu'à l'épuisement complet, ou étaient rapidement aggravés par la manifestation d'accidents locaux et généraux qui précipitaient la mort des blessés.

Du 15 août au 20 septembre, les hémorrhagies ont été si fréquentes et si graves sur tous nos blessés en général, qu'on pourrait presque dire que cette complication a sévi épidémiquement. Mais la plus grande fréquence des hémorrhagies dans cette période de temps s'explique tout naturellement par le maximum de température, et surtout par le maximum de fatigues et d'épuisement des blessés qui nous arrivaient.

La fluidité du sang a été certainement une des causes les plus puissantes d'hémorrhagie chez tous les blessés en général, et chez les amputés en particulier; mais le peu de résistance que présentait la tunique celluleuse a été la cause immédiate la plus réelle et la plus fâcheuse, parce que les plus grosses artères étaient souvent les premières coupées avant la formation complète et solide du caillot, toujours retardée par l'insuffisance et la mauvaise qualité de ses éléments d'organisation. Les ligatures consécutives placées sur l'artère principale à une certaine distance au-dessus du moignon étaient souvent aussi suivies d'hémorrhagie par suite de la section prématurée de l'artère, ou par le défaut de caillot solide au bout d'un nombre de jours suffisant dans les conditions normales. Preuve évidente que, dans les mauvaises conditions hygiéniques, toutes les parties solides et liquides subissent des altérations profondes qui commandent impérieusement des modifications opératoires spéciales aux circonstances. Dans ce cas, les ligatures médiates ne seraient-elles pas plus rationnelles et plus efficaces que les ligatures immédiates?

Le perchlorure de fer nous a rendu de grands services; mais, malgré ses propriétés éminemment hémostatiques, il faut bien se persuader qu'il ne produit que des caillots chimiques peu consistants, peu adhérents, qui se déplacent très-facilement et qui bientôt laissent le champ libre à de nouvelles hémorrhagies. Sur des blessés anémiques, scorbutiques,

défibrinés, les hémostatiques chimiques sont loin
d'avoir une action sûre, et j'ai vu bien souvent l'application du perchlorure de fer plus nuisible qu'utile,
parce qu'il était employé d'une manière irrationnelle
et abusive, faute de bien connaître son mode d'action. Injecté et maintenu dans les trajets obliques
et sinueux par l'occlusion des ouvertures cutanées,
il a souvent arrêté complètement des hémorrhagies
abondantes, et dispensé de faire la ligature de l'artère principale du membre. Cette ressource extrême
était rarement d'une efficacité absolue, le plus souvent elle n'était que temporaire ; car quelques jours
après apparaissaient de nouvelles hémorrhagies par
la plaie de la ligature, d'abord peu abondantes, ensuite plus fortes, parfois foudroyantes. Mais dans ce
cas encore, le perchlorure jouissait de toute son
efficacité hémostatique, parce qu'il était facile de l'in-
jecter au fond de la plaie, et de le maintenir en contact avec les parois artérielles et sur l'ouverture
accidentelle du vaisseau assez longtemps et en suffisante quantité pour donner à l'organisme le temps
de déposer un caillot fibrineux solide et définitif.

Le perchlorure de fer est incontestablement un
hémostatique par excellence ; mais il faut bien connaître son mode d'action pour l'employer rationnellement, pour ne pas trop compter sur lui, pour ne
pas lui demander plus qu'il ne peut donner, et pour
ne pas avoir en lui une confiance qui serait souvent
démentie par l'évènement et suivie d'accidents graves et promptement mortels.

Tétanos.

Malgré le grand nombre d'amputés qui ont été
évacués de Crimée immédiatement après l'amputation, ou peu de jours après, et qui pendant la traversée étaient mal couchés, mal abrités du froid et de
l'humidité, et rarement pansés, très-peu ont été pris
du tétanos. Sur quatre cent dix-neuf amputés de

Crimée, quatre seulement ont été atteints de tétanos.
Sur deux, l'affection s'est déclarée pendant la traversée et a été rapidement mortelle ; sur les deux
autres, elle s'est déclarée après l'entrée des malades
à l'hôpital : l'un était complètement guéri, lorsque,
trois jours après la disparition des derniers symptômes nerveux, il est mort subitement ; le second,
amputé dans l'articulation tibio-astragalienne, a été
évacué sur France complètement guéri du tétanos,
et dans un état de cicatrisation très-avancée du moignon.

Sur deux cent vingt amputés à l'hôpital, le tétanos
ne s'est déclaré qu'une seule fois, huit jours après
une amputation de jambe ; il s'est terminé par la
mort, quatre jours après le début des accidents té-
taniques.

Chez les blessés non amputés, le tétanos a été
également rarement observé, malgré le nombre et
la gravité des lésions dont ils étaient atteints. Pendant toute la durée de la campagne, je ne crois pas
avoir vu plus de quinze cas de tétanos. Mais, toute
proportion gardée, il a sévi plus fréquemment sur
les amputés que sur les autres blessés.

Accidents nerveux divers.

Sous le nom d'accidents nerveux divers, j'ai compris plusieurs accidents dont les symptômes, quoique
différant par leur intensité et leur manifestation,
ont eu pour cause commune des lésions des centres
nerveux. Sur les neuf morts compris dans cette catégorie, huit avaient été amputés à l'hôpital. Quatre
ont présenté tous les symptômes bien caractéristiques du délire nerveux, très-intenses sur deux qui
sont morts de cette complication seule, beaucoup
moins prononcés sur les deux autres, dont l'autopsie
a montré une congestion pulmonaire très-forte qui
a été bien certainement la véritable et unique cause
de la mort.

Quatre blessés amputés peu de temps après leur
arrivée à l'hôpital sont morts de dépression nerveuse dans les deux ou trois premiers jours de l'opération, qui avait été bien supportée et sans manifestation immédiate d'aucun phénomène inquiétant ;
mais ils sont tombés peu de temps après dans un état
de collapsus avec diminution progressive des forces
circulatoires et de la chaleur. Tous les quatre se sont
éteints sans secousses, sans plaintes et sans douleurs; deux sont morts presque subitement, moins
de vingt-quatre heures après l'opération. Chez tous,
il paraissait y avoir épuisement complet de l'influx
nerveux, absence totale de réaction, et insensibilité
presque absolue aux excitants et aux révulsifs les
plus énergiques.

Comme nous n'avons jamais pratiqué aucune amputation sans l'emploi préalable du chloroforme,
comme deux de nos amputés ont succombé peu de
temps après l'opération, on serait peut-être en droit
de supposer qu'ils sont morts d'anesthésie déguisée
sous forme d'accidents nerveux. L'objection me paraissant sérieuse, et ne voulant pas en décliner la
responsabilité, je crois devoir entrer dans quelques
détails à ce sujet.

Opérant souvent sur des blessés très-débilités,
épuisés par les privations et des souffrances prolongées, nous avons toujours employé le chloroforme
avec la plus grande prudence, avec une sage réserve,
très-souvent avec répugnance, mais forcément, pour
obéir aux désirs des patients qui tous le réclamaient
avec instance. Dans l'immense majorité des cas, l'action du chloroforme n'a jamais dépassé le temps de
l'opération proprement dite ; nous avions pour habi-
tude de ne jamais faire les ligatures ni de commencer
le pansement avant la disparition à peu près complète de l'anesthésie ; une seule fois j'ai laissé le malade (un officier) endormi jusqu'après le pansement,
et je n'ai point eu à me repentir de ce fait exceptionnel,
puisqu'il a été suivi d'une guérison facile et rapide.

Dans les cas douteux, dans les cas d'épuisement et de faiblesse extrême, pour paraître céder aux désirs des malades, on se bornait à produire une légère perturbation suffisante pour diminuer la douleur de la section des téguments et des parties molles. Jamais, dans aucun cas, nous n'avons observé aucune perturbation immédiate inquiétante; tous nos amputés sont sortis de la salle d'opérations ayant recouvré complètement la connaissance et la sensibilité, et dans des conditions qui ne faisaient craindre aucun accident prochain. Les deux qui ont survécu le moins longtemps étaient atteints de larges et profondes blessures produites par des éclats de bombe; mais ils paraissaient dans de bonnes conditions au moment de l'opération, et ne présentaient, immédiatement après, absolument rien qui pût faire craindre une terminaison si promptement funeste.

Ce que je viens de dire est-il suffisant pour affirmer que le chloroforme a toujours été utile et n'a jamais été nuisible? Sans doute, aucun de nos amputés n'est mort par le fait immédiat, par le fait direct de l'agent anesthésique; mais je n'oserais en dire autant de son effet consécutif; je n'oserais affirmer qu'il n'a jamais exercé d'influence fâcheuse sur les suites de l'opération. Il est presque impossible que l'action d'un modificateur aussi puissant, agissant sur des organismes profondément déprimés, chez lesquels les réactions étaient toujours faibles et souvent nulles, il est impossible, dis-je, que le chloroforme n'ait pas souvent produit une anesthésie faible, prolongée, quoique en apparence inappréciable et inoffensive, ayant pour conséquence, comme on l'a dit, la stupeur du système pulmonaire et toutes ses suites; une sorte de paralysie générale consécutive, lente et progressive, dont l'organisme ne peut triompher, et qu'il est difficile de combattre, parce qu'aucun signe caractéristique n'en indique l'existence. Si, le plus souvent, l'action du chloroforme est un immense bienfait, je ne suis pas parfaitement convaincu qu'on ait sérieusement lieu de se féliciter de posséder un agent anesthésique qui permet, dans certains cas, de tenter une opération, en épargnant aux blessés une somme de douleurs qu'ils seraient incapables de supporter sans lui. En pareille circonstance, il faut une grande sagacité pour ne pas dépasser les limites de la prudence ; malheureusement, personne ne peut se flatter d'être assez sage et assez clairvoyant pour se mettre à l'abri de tout accident.

Je ne suis pas éloigné de croire que l'action du chloroforme a peut-être été pour quelque chose dans la production des nombreux cas de gangrène que nous avons observés sous la forme particulière que je décrirai longuement.

Gangrène.

La gangrène s'est manifestée sous deux formes tellement différentes par les symptômes, la marche et la terminaison, qu'on pourrait presque les considérer comme deux états morbides particuliers, mais qu'il faut au moins classer comme deux variétés très-distinctes de la même affection pathologique.

Première forme.—La première forme, qu'on pourrait appeler œdémateuse ou sub-inflammatoire, se déclarait sur le moignon de nos amputés dans la période de réaction. Elle était constamment précédée de symptômes généraux plus ou moins intenses, suivant les forces individuelles, tels que : malaise général, tristesse, abattement, irascibilité, fièvre, peau sèche et chaude, insomnie ou rêvasseries fatigantes, dérangement plus ou moins prononcé des fonctions digestives, avec soif, inappétence complète, nausées, quelquefois vomissements de matières bilieuses, verdâtres, constipation, urines rares, rouges et brûlantes. Les blessés éprouvaient des douleurs plus ou moins aiguës dans le membre amputé ; quelquefois des élancements assez forts pour nécessiter l'emploi des moyens de contention. Le moignon devenait très-douloureux, et était bientôt le siège d'un gonflement œdémateux dépassant rarement la section du membre amputé ; ce gonflement était toujours modéré, la chaleur peu forte, l'étranglement nul ; la suppuration, nulle ou peu abondante et toujours séreuse, était âcre et fétide. Cet appareil de symptômes généraux était presque toujours promptement suivi de sueurs abondantes, qui quelquefois étaient continues pendant plusieurs jours de suite, ou qui se renouvelaient après quelques heures de calme, et qui toujours précédaient ou accompagnaient la manifestation d'un ou de plusieurs points gangréneux. Ceux-ci commençaient presque toujours par le bord libre des lambeaux, s'étendaient plus ou moins loin et plus ou moins rapidement, détruisaient rarement une grande étendue des téguments, et très-rarement la totalité des lambeaux. Les symptômes généraux se calmaient insensiblement ; le moignon se dégonflait, la suppuration prenait de meilleures apparences ; les escharres gangréneuses se ramollissaient, tombaient en fonte putride noirâtre ; le calme revenait, et les fonctions se rétablissaient assez promptement.

Cette forme gangréneuse a été beaucoup moins fréquente que l'autre, et n'a pas, que je sache, déterminé une seule fois une terminaison immédiatement fâcheuse. Quelques-uns même des amputés qui en ont été atteints semblaient avoir éprouvé une dépuration générale salutaire et présentaient ensuite des plaies rouges, vermeilles, animées, marchant vers une cicatrisation rapide et facile qui n'était enrayée par aucun accident consécutif ; mais chez d'autres, la surface du moignon, élargie par la perte de substance, a marché lentement vers une cicatrisation difficile et irrégulière, sans cesse menacée de pourriture d'hôpital qui, une fois déclarée, augmentait encore la surface traumatique, retardait indéfiniment la guérison dans les cas les plus heureux, nécessitait un séjour prolongé à l'hôpital, et quelquefois une seconde amputation. Chez d'autres, la destruction des lambeaux mettant à nu l'extrémité de l'os, l'inflammation du canal médullaire ne tardait pas à se manifester, toujours suivie plus ou moins promptement de tous les phénomènes de l'infection purulente.

Dans cette forme gangréneuse, les symptômes généraux cédaient assez facilement aux éméto-cathartiques suivis de l'administration de légers toniques, et surtout du sulfate de quinine éthéré ou opiacé suivant les conditions individuelles. Les symptômes généraux une fois dissipés, les symptômes locaux tombaient rapidement, et la gangrène ne faisait plus aucun progrès; je n'ai jamais reconnu l'utilité d'aucun topique pour combattre un mal qui se développait manifestement sous l'influence d'un trouble particulier des fonctions internes sur des blessés épuisés et d'une faible vitalité. Quelquefois des cataplasmes fortement opiacés calmaient les douleurs et les élancements; mais ils n'avaient aucune action efficace sur l'engorgement, qui ne se dissipait qu'après la disparition des symptômes généraux.

Deuxième forme. — La deuxième forme gangréneuse, gangrène avec emphysème, ou plutôt gangrène instantanée, en raison de sa manifestation subite, pour ainsi dire foudroyante, diffère complètement de la précédente par ses symptômes, par sa marche et sa terminaison.

Soixante-cinq amputés sont morts de gangrène développée presque instantanément, et dans tous les cas promptement suivie d'une terminaison funeste. Sur les blessés opérés dans l'hôpital, elle s'est déclarée vingt-huit fois dans les huit premiers jours de l'opération, et sept fois seulement après le huitième jour. Sur les amputés de Crimée, elle s'est déclarée généralement un peu plus tard ; quoique précédée des mêmes symptômes, elle a marché un peu moins rapidement; mais sa terminaison a été constamment la même. Sur quelques-uns embarqués peu de temps après l'opération, la gangrène s'est déclarée pendant la traversée : à leur arrivée ils étaient morts ou mourants, et présentaient les mêmes symptômes et les mêmes altérations organiques que celles observées sur les amputés atteints à l'hôpital.

HOPITAL MILITAIRE DE DOLMA-BAGTCHÉ
(CONSTANTINOPLE).

STATISTIQUE *des cas de gangrène avec emphysème qui se sont déclarés après les différentes opérations.*

DANS LA CONTINUITÉ.

Main.	Avant-bras.	Bras.	Pied.	Jambe.	Cuisse.
Nombre d'opérations.	Nombre d'opérations.	Nombre d'opérations.	Nombre d'opérations.	Nombre d'opérations.	Nombre d'opérations.
7	33	152	1	154	134
Nombre de cas de gangrène.	Nombre de cas de gangrène.	Nombre de cas de gangrène.	Nombre de cas de gangrène.	Nombre de cas de gangrène.	Nombre de cas de gangrène.
"	1	7	"	14	24

46

DANS LA CONTIGUITÉ.

Main.	Poignet.	Coude.	Épaule.	Pied.	Genou.	Coxo-fémorale.	Résections.
Nombre d'opérations.	Nombre d'opérations.	Nombre d'opérations.	Nombre d'opérations.	Nombre d'opérations.	Nombre d'opérations.	Nombre d'opérations.	Nombre d'opérations.
23	14	20	42	33	12	2	3
Nombre de cas de gangrène.	Nombre de cas de gangrène.	Nombre de cas de gangrène.	Nombre de cas de gangrène.	Nombre de cas de gangrène.	Nombre de cas de gangrène.	Nombre de cas de gangrène.	Nombre de cas de gangrène.
"	1	1	10	2	4	"	1

19

L'état ci-joint indique la fréquence des cas de gangrène instantanée suivant la section du membre amputé, dans la continuité ou la contiguïté.

Quatre cent quatre-vingt-neuf amputations dans la continuité ont fourni quarante-neuf cas de gangrène ; et cent cinquante et une amputations dans la contiguïté, dix cas : soit dix sur cent pour les premières, et douze sur cent pour les secondes ; différence sans importance réelle relativement à la méthode opératoire et aux déductions pratiques. Mais les deux cent vingt amputations faites à l'hôpital ont donné trente-six cas de gangrène, tandis que quatre cent dix-neuf amputations faites en Crimée n'en ont donné que vingt-neuf ; différence très-grande toute à l'avantage des amputations primitives.

Lorsqu'un amputé était menacé de gangrène instantanée, il y avait des symptômes préliminaires, sinon caractéristiques, au moins de nature à faire craindre de graves accidents. Après l'opération, le calme ne se rétablissait pas; le blessé restait triste, abattu, morose, profondément déprimé ; le pouls était un peu fréquent, raide et dur ; la peau chaude et sèche sans être brûlante ; il y avait quelquefois des sueurs abondantes, profuses, périodiques, revenant surtout le soir et la nuit ; le sommeil n'était que de l'assoupissement avec rêvasseries fatigantes, élancements douloureux dans le membre et dans le moignon ; quelquefois la soif était intense, mais le plus souvent elle était nulle ou peu forte ; la bouche était pâteuse avec inappétence complète, et impossibilité d'avaler aucune substance solide. Le blessé ne se plaignait pas ; mais, lorsqu'on l'interrogeait, il accusait dans le moignon des douleurs sourdes, profondes, lancinantes, et une faiblesse générale extrême, avec répugnance au moindre mouvement musculaire : la figure était pâle, livide, terreuse ; le regard fixe, l'œil terne ; quelquefois au contraire, mais rarement, les paupières étaient largement écartées, l'œil brillant, le regard animé, avec loquacité, agitation, plaintes vives et continues. Deux fois j'ai observé un délire assez fort pour nécessiter l'emploi de la camisole de force. Du côté du moignon on n'observait jamais rien de grave, jamais de gonflement ni d'étranglement, jamais rien de particulier dans la nature ni la quantité de la suppuration, qui était, comme chez tous les autres blessés, toujours plus ou moins claire et d'une abondance variable.

Si, le plus souvent, le début de la gangrène avec emphysème a été précédé de prodrômes évidents, plusieurs fois elle s'est déclarée sur des amputés qui paraissaient dans les conditions les plus favorables et les plus satisfaisantes.

Après une durée variable, deux, trois, quatre jours de phénomènes précurseurs, mais quelquefois sans aucun symptôme préliminaire apparent, tout-à-coup, presque constamment dans la soirée ou dans la nuit, le blessé éprouvait un trouble général particulier, une terreur subite, un sentiment indéfinissable d'anxiété, de crainte et de destruction prochaine, une douleur vive, profonde, dans le moignon, avec distension des parties molles, qui, se trouvant presque subitement comprimées par le bandage, attiraient toute l'attention du malade, et nécessitaient un dépansement immédiat fait par le patient lui-même toutes les fois que ses mains pouvaient atteindre les pièces d'appareil. Le pouls devenait fréquent, précipité, les mouvements du cœur tumultueux ; la respiration de plus en plus active ; le moignon et le membre se développaient rapidement de bas en haut par une distension excessive des téguments qui devenaient blanchâtres, luisants, sonores à la percussion, crépitants par la pression, froids et insensibles ; ils se coloraient ensuite de teintes variées par stries linéaires, devenaient jaunâtres, grisâtres, ardoisés, passaient rapidement dans les premiers moments d'une teinte à l'autre ; devenaient complètement noirs au bout de quelques heures dans les parties les. plus déclives ; plus ou moins violacés, marbrés sur les parties latérales, et restaient presque toujours blancs et transparents à la partie antérieure du membre, où l'on distinguait très-bien les lignes et les sinuosités des veines sous-cutanées pleines de sang noir. Malgré la coloration caractéristique et l'énorme distension des téguments, la peau mortifiée, mais non encore désorganisée, conservait toute son élasticité, ne se couvrait jamais de phlyctènes ; les lèvres de la plaie restaient intactes, agglutinées, et ne se coupaient pas ou ne se coupaient que peu lorsqu'elles étaient réunies par des points de suture. A cette période, un liquide noirâtre, abondant, inodore, suintait par la plaie et imprégnait en peu d'instants le bandage et la couche du malade.

Les symptômes généraux, déjà très-graves au début, empiraient rapidement d'une manière effrayante. La figure, en se rétrécissant, se décomposait ; l'œil devenait brillant, hagard, s'enfonçait dans l'orbite et s'entourait quelquefois de la bande noire cholérique ; à mesure que le gonflement remontait vers le tronc, le champ de la respiration et de la circulation diminuait progressivement ; le pouls devenait filiforme, concentré ; les mouvements du cœur presque insensibles ; la respiration, de plus en plus accélérée, devenait courte et anxieuse ; au milieu de cette destruction rapide, les facultés intellectuelles restaient intactes, et les malades, calmes et résignés, trop faibles pour se plaindre et pour parler, répondaient brièvement ou par signes, et ne manifestaient aucune sensation, aucun besoin ; la soif était peu forte, le plus souvent nulle ; le ventre restait presque toujours souple, indolent ; très-rarement un peu météorisé. Les malades tombaient rapidement dans un état d'insensibilité et d'indifférence complet, suivi de stupeur profonde, et, sans plaintes, sans agitation, s'éteignaient dans l'algidité, après une agonie souvent fort longue, mais quelquefois de courte durée.

Dans les cas moins rapidement mortels, après un début toujours brusque, la série des phénomènes morbides était la même ; leur intensité, leur marche, plus lente, mais continue et toujours suivie d'une mort inévitable.

Chez quelques amputés il y a eu, au début, des vomissements bilieux, noirâtres, abondants, de courte durée ; chez quelques autres, de simples vomituritions avec anxiété précordiale, suivies de hoquet persistant souvent fort longtemps, et très-difficile à faire cesser.

La manifestation de cette forme gangréneuse a coïncidé d'une manière si remarquable et si constante avec l'élévation de la température, avec les brusques changements dans les courants aériens, surtout lorsque, le vent du nord passant rapidement au sud, celui-ci faisait sentir subitement son influence déprimante et délétère, qu'il est impossible de ne pas faire une large part aux phénomènes atmosphériques agissant au moins comme cause déterminante, dans des conditions particulières inappréciables, sur des organismes profondément modifiés, et placés dans une imminence morbide spéciale. Cette dernière condition est certainement indispensable, car la chaleur seule, ou l'action stupéfiante du vent du sud, ne suffit pas pour produire un état pathologique aussi rapidement destructeur. Pendant onze années de séjour en Afrique, dans des localités brûlantes, où le sirocco soufflait pendant plusieurs jours de suite, avec une violence et une intensité inconnues à Constantinople, je ne l'ai jamais observée sur aucun amputé, sur aucun des nombreux blessés qui ont passé dans mon service. D'après les renseignements que j'ai pris auprès de plusieurs chirurgiens qui ont longtemps habité l'Algérie, aucun d'eux n'a vu d'accidents gangréneux semblables à ceux que nous avons observés sur les rives du Bosphore.

J'ai dit précédemment que l'action du chloroforme
sur des organismes profondément débilités n'avait
peut-être pas été sans influence sur la production
des nombreux cas de gangrène que nous avons observés. Sans forcer les analogies, en comparant la
sidération lente et progressive du chloroforme à
l'action stupéfiante du sirocco, en tenant compte de
l'état de stupeur prolongé qui s'est manifesté sur
plusieurs amputés immédiatement après l'opération,
et qui a duré jusqu'à l'apparition des symptômes
gangréneux, il me semble rationnel de croire et
d'admettre que l'anesthésie a pu agir, plusieurs fois
au moins, comme cause prédisposante. Je n'affirme rien, parce que pour affirmer il faut prouver ;
mais, toutes les fois qu'il existe des rapports entre
une cause active et des effets produits, il me paraît convenable de les signaler, ne fût-ce que pour
dissiper les doutes, lorsque l'affirmation n'est pas
possible : l'action du chloroforme sur l'organisme
est encore un problème qui attend, et attendra peut-
être encore longtemps, sa solution. Malgré les im-
menses services qu'il a déjà rendus à l'humanité, il
ne faut pas se laisser éblouir par ses effets immédiats; il faut, au contraire, continuer à chercher
dans les circonstances infiniment variées de l'état
pathologique l'appréciation sérieuse de ses indications et contre-indications. Moins affirmatif que
beaucoup d'autres, bien qu'aucun de nos amputés
ne soit mort par l'action évidente et immédiate de
l'agent anesthésique, je n'oserai jamais dire que le
chloroforme n'a produit aucun accident malgré les
nombreuses applications qui en ont été faites à l'armée d'Orient.

Si la gangrène instantanée ne s'était déclarée que
sur des amputés, on pourrait regarder l'opération
comme une condition nécessaire, comme une cause
prédisposante indispensable au développement de
l'agent septique qui foudroyait rapidement toute
l'économie; mais plusieurs fois elle s'est manifestée

sur des membres simplement traversés par des projectiles, sans lésion osseuse ni artérielle, et souvent sur des membres fracturés qu'il n'avait pas été possible d'amputer immédiatement. Sur les blessés non amputés, le début de la gangrène a été aussi brusque, sa marche aussi rapide, et sa terminaison aussi constamment funeste.

L'influence prophylactique de la méthode, comme celle du procédé opératoire, a été nulle; mais le voisinage du tronc a exercé une influence prédisposante très-marquée. Quelles que soient la nature et l'intensité de la cause efficiente, comme elle a frappé le plus souvent des constitutions conservant encore toutes les apparences physiques de la force et de la vigueur, on ne peut regarder uniquement comme causes prédisposantes les conditions générales mauvaises dans lesquelles se trouvaient les blessés avant et après l'opération; car elle en aurait atteint beaucoup d'autres qui étaient dans des conditions en apparence beaucoup moins favorables que ceux qui ont succombé.

Les mois de printemps n'ont fourni aucun cas de gangrène avec emphysème; il y en a eu encore quatre dans le mois d'octobre; aucun dans le reste de l'automne, malgré plusieurs amputations faites dans cette dernière saison sur des hommes très-affaiblis et très-détériorés; nous en avons encore observé un cas dans les premiers jours du mois de janviei 1856, survenu, toujours sous l'influence du vent du sud, sur un prisonnier russe amputé de la jambe, une première fois en Crimée dans le mois d'août, et que j'ai été obligé d'amputer une seconde fois, le 25 décembre, dans les condyles du tibia.

Cette complication gangréneuse, que je n'ai observée que pendant l'été et le commencement de l'automne 1855, une fois encore exceptionnellement dans le mois de janvier 1856, a été bien évidemment le résultat d'un concours de causes multiples, des circonstances exceptionnelles très-fâcheuses propres à l'armée d'Orient, mais qui pourront encore se trouver réunies en d'autres temps et dans d'autres lieux.

Une lésion traumatique était sans aucun doute indispensable, sinon comme cause prédisposante, au moins comme condition de développement; mais les influences atmosphériques semblent avoir incontestablement dans la pluralité des cas, quoique non toujours d'une manière évidente, favorisé la production de la cause immédiate et prochaine de l'agent septique, par l'altération de la sécrétion purulente de la plaie, puisque soixante-quatre fois sur soixante-cinq la gangrène a débuté par l'extrémité du moignon.

La gangrène avec emphysème a constamment débuté par un éclat foudroyant qui brisait subitement les ressorts de la vie sans réparation possible. Les deux observations suivantes donneront une idée complète du début et de la marche de l'affection, car dans un cas j'ai assisté au début du mal, et j'ai pu suivre la marche des accidents qui ont causé la mort en huit heures de temps.

Le nommé Gouzouski, prisonnier russe, âgé de trente-six à quarante ans, d'une forte et bonne constitution, blessé le 16 août d'un coup de balle qui fractura comminutivement l'articulation du genou, arrivé à l'hôpital le 24, fut amputé de la cuisse à son quart inférieur. Le 27 et le 28, état satisfaisant. Le 29, quoique le blessé ne soit pas encore complètement bien, comme il accuse de l'appétit, je porte ses aliments au quart qu'il mange matin et soir. Vers six heures du soir, il éprouve presque subitement un trouble particulier, avec douleur et tension extrême du moignon, pousse un cri, et se découvre rapidement pour enlever l'appareil. Comme je me trouvais à la porte de la baraque où était couché ce malade, j'arrive aussitôt et j'enlève moi-même le pansement qui déjà comprimait les tissus. Distension immédiate et progressivement croissante des téguments,

comme si on eût insufflé de l'air par le moignon ;
vomissements de matières alimentaires, décomposi-
tion rapide des traits, anxiété extrême, plaintes
sourdes sans agitation, refroidissement des extrémités, pouls faible et très-précipité. Je restai vingt
minutes auprès du malade pour examiner et suivre
la marche de la gangrène, et pour constater le développement successif des accidents locaux et généraux ; le gonflement et la crépitation s'étendaient
déjà jusqu'à la racine du membre. A huit heures,
toute la fesse était déjà distendue et noire; le scrotum était gonflé, violacé et crépitant; sur la paroi
abdominale on sentait déjà la crépitation jusqu'au
niveau de l'épine iliaque antéro supérieure; le pouls
radial n'existait plus ; les battements du cœur étaient
précipités, très-faibles et tumultueux ; les extrémités
complètement froides ; la respiration très-accélérée,
anxieuse ; la figure pâle et livide, le regard obtus,
hébété ; la peau couverte d'une sueur froide, visqueuse, peu abondante ; intégrité de l'intelligence ;
pas de plaintes ; stupeur. A dix heures, gonflement
énorme de la cuisse, de la fesse, du scrotum, de la
hanche, de la paroi abdominale jusqu'aux fausses
côtes; résolution complète, pouls carotidien presque
insensible ; inspirations courtes et très-fréquentes ;
commencement d'agonie : mort à deux heures du
matin.

Chez un autre prisonnier russe, les phénomènes
gangréneux ont débuté et marché presque aussi
rapidement ; ils n'ont duré que onze heures.

Le nommé Ytgin, d'une très-forte et très-bonne
constitution, âgé de 30 à 35 ans, blessé le 16 août
d'un coup de feu à l'épaule gauche (séton), et d'un
autre coup de feu à la jambe droite qui avait fracturé très-comminutivement la partie supérieure du
tibia, arriva le 20 août, et fut amputé le lendemain
dans l'articulation du genou. Le 22 et le 23, peu de
réaction, pas de douleurs vives. Le blessé est dans
un état satisfaisant, bien que depuis l'opération il

faille le sonder trois fois par jour. Le 24 au matin, je trouve le moignon dans de très-bonnes conditions, sans engorgement, peu douloureux, fournissant un suintement séro-sanguin médiocrement abondant. Toute la journée se passe bien ; à huit heures du soir, le médecin de garde sonde le malade pour la troisième fois depuis le matin. L'urine est claire, peu abondante, la peau un peu chaude et sèche, mais le malade n'accuse aucune douleur. A neuf heures, douleurs très-vives, plaintes sourdes ; le blessé enlève l'appareil, se recouche et supporte son mal avec patience et résignation, sans appeler l'infirmier de garde, ni ses camarades qui sont couchés autour de lui. Le 25, à cinq heures et demie du matin, la cuisse et la hanche sont énormément tuméfiées. Le gonflement et la crépitation s'étendent jusqu'au-dessous des fausses côtes. Le pouls est éteint, les extrémités froides, la peau couverte d'une sueur froide et visqueuse. L'œil est terne et immobile ; la respiration courte est très-accélérée, la résolution complète : mort à huit heures du matin.

Généralement, la gangrène avec emphysème ne s'est déclarée que sur des amputés exempts de toute complication grave, qui presque tous semblaient encore dans de bonnes conditions physiologiques, chez lesquels rien ne faisait craindre une complication si grave, une terminaison si promptement funeste. Quelquefois, mais exceptionnellement, je l'ai observée dans des conditions contraires, que je crois devoir signaler, parce que sa manifestation a été aussi instantanée et sa marche aussi rapide, malgré l'existence évidente d'un autre état pathologique prédominant.

Un soldat du 62ᵉ de ligne, d'une constitution moyenne et bien conservée, amputé du bras gauche à son quart supérieur, le 16 août, en Crimée, arriva à l'hôpital le 24, huit jours après l'opération. Ce blessé est triste, abattu ; la figure est pâle, un peu jaunâtre, avec frissons vagues dans la soirée, et

sueur assez abondante toutes les nuits. Pas d'appétit, soif assez forte, pas de diarrhée, petite toux faible, saccadée, assez rare, avec expectoration de
quelques matières muqueuses blanchâtres. Le moignon est légèrement gonflé, la plaie pâle et grisâtre ;
les chairs sont déjà rétractées, et l'os un peu saillant;
la suppuration est peu abondante et séreuse, malgré
l'existence bien évidente chez cet amputé d'une
ostéo-myélite et d'une résorption purulente déjà
avancée.

Le 29 au soir, il éprouve subitement un trouble
général avec douleurs sourdes et diffuses dans toute
l'épaule, bientôt suivies d'une vive anxiété et d'une
grande gêne de la respiration. Deux heures après,
l'appareil est traversé par un liquide abondant, très-
noir; la prostration est extrême, la parole difficile,
la respiration s'embarrasse rapidement et se complique d'une toux pénible, saccadée, l'intelligence
reste intacte : insomnie complète, pas de plaintes,
pas d'agitation. Le lendemain 30, toute l'épaule est
noire, comme charbonnée ; le gonflement envahit
toute la région pectorale gauche, toute la région
cervicale jusqu'à l'apophyse mastoïde : les extrémités sont froides, le pouls nul, les battements du
cœur à peine sensibles, la respiration très difficile,
très-accélérée, la prostration complète : mort à onze
heures du matin.

Dans l'observation suivante, unique parmi toutes
les autres, la gangrène a été précédée d'un engorgement œdémateux du moignon, simple modification accidentelle qui n'a rien changé à la marche des
symptômes et à leur terminaison.

Un soldat du 61e de ligne, encore jeune, d'une
forte et bonne constitution, amputé de la cuisse gauche depuis cinq jours lors de son entrée à l'hôpital,
le 30 juillet. Ce blessé, quoiqu'en apparence dans
de bonnes conditions physiques et morales, est pâle
et décoloré ; l'appétit est très-bon, les digestions
faciles, le sommeil calme et prolongé. Jusqu'au 20

août, la plaie du moignon va bien, mais la figure reste pâle, décolorée, un peu bouffie, malgré la continuation de l'appétit, qui est toujours bon et largement satisfait. Les jours suivants, sueurs nocturnes sans frissons. Le 25, hémorrhagie par le moignon, médiocrement abondante, qui s'arrête spontanément.

Le 1er septembre, état général et local peu satisfaisant ; l'os commence à faire saillie ; les chairs sont grisâtres, amincies ; tout indique l'existence d'une ostéo-myélite, avec infection purulente à marche chronique.

Le 6, hémorrhagie assez forte qui s'arrête encore spontanément ; mais l'état général s'aggrave de plus en plus.

Le 10, engorgement œdémateux du moignon et de toute la cuisse. Dans la nuit du 12 au 13, la gangrène se déclare, envahit d'emblée toute la cuisse, marche ensuite lentement, s'étend progressivement à toute la fesse et au scrotum, à la hanche et aux fausses côtes : mort le 16, dans la matinée, après une agonie fort longue et très-calme. Chez ce malade, la durée de la gangrène a été de trois jours et demi ; c'est la durée maximum, le seul fait de ce genre ; car elle a rarement atteint quarante-huit heures.

Suivant la section du membre amputé, les symptômes physiques ont présenté quelques modifications qu'il convient de signaler, bien qu'elles ne puissent fournir aucune indication pratique.

Dans la désarticulation scapulo-humérale, le phénomène physique le plus tranché était l'écoulement d'une très-grande quantité de liquide noir, inodore ou d'une odeur fade, nauséeuse, quelquefois aigrelette, qui en quelques minutes traversait l'appareil et les draps d'alèze. Le gonflement envahissait rapidement tous le moignon de l'épaule, les régions pectorale et cervicale, et, dans cette dernière direction, s'étendait jusqu'au maxillaire inférieur et à l'apophyse mastoïde ; une seule fois j'ai vu la face et la région temporale légèrement tuméfiées, mais sans crépitation; en avant, les téguments étaient grisâtres, ardoisés, tendus, luisants et crépitants; en arrière, sur la région scapulaire, les téguments étaient complètement noirs, tuméfiés et moins crépitants que sur les parties antérieures. Presque toujours il y avait une douleur pleurétique assez vive, et une grande gêne de la respiration; une toux saccadée, pénible, avec expectoration de crachats muqueux blanchâtres, quelquefois rouillés. Lorsque j'ai pratiqué l'auscultation, j'ai toujours entendu des râles muqueux, quelquefois sibilants, plusieurs fois du souffle tubaire, une seule fois de l'égophonie très-distincte: la nature et le caractère des râles variaient suivant la période du mal.

Après l'amputation dans la continuité du bras et dans l'articulation du coude, les symptômes ont été à peu près les mêmes que ceux que je viens de décrire, mais la gêne de la respiration a toujours été moindre et la douleur pleurétique nulle.

Dans les deux seuls cas où la gangrène s'est déclarée après une amputation de l'avant-bras et une désarticulation du poignet, le membre a été envahi rapidement dans toute son étendue; mais l'anxiété a été peu forte, la durée du mal plus prolongée : l'infiltration gazeuse n'a pas dépassé la clavicule; la douleur pleurétique ne s'est pas manifestée.

Après l'amputation dans la continuité de la cuisse et dans l'articulation du genou, les phénomènes gangréneux ont été surtout remarquables par leur marche rapide et l'énorme distension gazeuse des téguments, qui, gagnant de proche en proche, s'étendait à tout le scrotum, le plus souvent à la fesse, envahissait toujours la paroi abdominale du même côté, les régions iliaques antérieure et postérieure, dépassait presque toujours le rebord des fausses côtes, et remontait souvent jusqu'au-dessus de la région mammaire, et jusqu'au creux axillaire.

Après l'amputation dans la continuité de la jambe,

les phénomènes gangréneux ne débutaient pas toujours par des symptômes généraux aussi effrayants; leur caractère était peut-être un peu moins tranché, leur marche moins précipitée, l'anxiété moins vive, a prostration moins rapide; mais, après une durée variable, toute illusion cessait, et le mal courait rapidement vers une terminaison fatale.

Dans deux cas la gangrène avec emphysème s'est déclarée après l'amputation du pied, faite une fois dans l'articulation tibio-astragalienne, et une fois dans l'articulation tarso-métatarsienne. Dans le premier cas, elle s'est déclarée cinq jours après l'opération, sur un officier supérieur d'une forte constitution. Ce blessé est tombé tout à coup dans une prostration extrême avec frayeur vive, presque immédiatement suivie de subdélirium qui a duré jusqu'à la fin : le gonflement a été peu volumineux et n'a pas dépassé le genou. Dans le second cas, la marche des phénomènes gangréneux a été enrayée par la mort, survenue presque subitement et dans des conditions qui caractérisent parfaitement le sentiment de terreur et de vive anxiété qui presque toujours marquait le début de la manifestation gangréneuse. Aussi je vais citer ce fait tout au long, parce qu'il me paraît prouver surabondamment que la gangrène était moins le résultat de la lésion traumatique que de la nature de l'agent septique qui déterminait rapidement une perturbation organique spéciale et profonde.

Le sieur Cornand, grenadier au 20ᵉ de ligne, natif de Marseille, d'une constitution sèche, fortement constitué, blessé le 10 juillet par un éclat d'obus qui fractura comminutivement les trois premiers métatarsiens gauches en produisant une forte contusion avec légère déchirure des téguments, entra à l'hôpital de Dolma-Bagtché le 29, et fut amputé le lendemain 30, à trois heures du soir, dans l'articulation tarso-métatarsienne. Le lambeau plantaire, conservé long et bien charnu, fut réuni par trois

points de suture et des bandelettes agglutinatives ;
les téguments conservés et les articulations ouvertes
étaient parfaitement sains, sans engorgement, sans
traces d'inflammation ; le blessé ne souffrit pas
pendant l'opération, et perdit très-peu de sang.
Les trois premiers jours, rien de bien fâcheux dans
l'état du blessé ; seulement il y a peu ou point de
sommeil, pas d'appétit ; le pouls est raide, concentré, un peu fréquent ; l'œil brillant, un peu animé ;
pas de douleurs ni de gonflement dans le moignon.
Le 3 août au matin, je lève le premier appareil,
et je trouve le pied en bon état, sans engorgement
et presque sans suppuration. A deux heures de
l'après-midi, tout à coup malaise général, agitation nerveuse, anxiété profonde, sensation particulière dans tout le membre et le pied. Une demi-heure
après, l'appareil étant imbibé de sang rouge, j'enlève
le pansement : les ligatures sont tombées, le sang ne
coule plus, le lambeau est complètement sphacélé,
gonflé, grisâtre et crépitant ; le pied, un peu œdéma-
tié, est moins crépitant que le lambeau : pansement
avec l'eau chlorurée, vin de cannelle composé. Le
malade, sous l'influence d'une vive préoccupation
morale, la figure décomposée et l'œil hagard, se
couche sur le côté en disant : Je suis f.... ; il reste
dans cette position presque immobile, sans rien
demander, sans pousser aucune plainte, et meurt à
dix heures du soir. La gangrène avait gagné de
quelques centimètres seulement ; le gonflement et
la crépitation ne dépassaient pas les malléoles.

Deux autres amputés placés dans la même salle
ont été pris de gangrène le même jour et sont morts
dans les vingt-quatre heures.

La gangrène avec emphysème débutait constamment par le moignon, et s'étendait ensuite progressivement vers la racine du membre. Je ne connais
qu'une seule exception observée sur un jeune soldat
du 47ᵉ de ligne, d'une assez faible constitution, mais
bien portant jusqu'au moment de sa blessure, entré

à l'hôpital le 9 juillet dans la soirée, et amputé de la cuisse le lendemain 10, pour une fracture comminutive des deux os de la jambe. Les jours suivants, état général peu satisfaisant, bien qu'il n'existe aucun état pathologique caractérisé. Le 14, dans l'après-midi, malaise général, agitation, loquacité, regard animé. Le 15 au matin, je trouve ce malade dans un état d'agitation et de subdélirium avec loquacité très-vive, la figure pâle et décomposée, l'œil brillant, le pouls très-faible, les extrémités froides. Il se plaint amèrement de n'avoir pu dormir parce que l'infirmier a mis dans son lit un corps dur qui lui soulève le siège et le fait beaucoup souffrir : la région sacrée et les deux régions fessières sont noires, crépitantes, énormément tuméfiées par une infiltration gazeuse qui soulève le bassin et rend le décubitus dorsal très-fatigant. La partie supérieure de la cuisse et le scrotum commencent à se gonfler, le moignon est dans le même état que les jours précédents. Le soir, le membre est énormément distendu, la résolution complète, le pouls insensible, la respiration précipitée et courte, les extrémités froides : mort le 16, à 4 heures du matin.

La marche de cette forme gangréneuse a toujours été continue et rapide. Si parfois sa manifestation locale n'a pas débuté par des caractères tranchés, par un gonflement rapide et volumineux, dans la grande majorité des cas, immédiatement après le début des symptômes locaux, ceux-ci ont toujours progressé rapidement vers le tronc et produit les désordres fonctionnels qui ont déterminé une mort plus ou moins rapide suivant les résistances individuelles. On n'a jamais observé aucune suspension, aucun temps d'arrêt, comme on l'observait dans certains cas de gangrène partielle des lambeaux, dont la manifestation était précédée et accompagnée de symptômes locaux et généraux très-différents de ceux qui précédaient et accompagnaient la gangrène avec emphysème.

Sur soixante-cinq amputés qui ont succombé à la gangrène, la durée moyenne du mal a été de vingt-cinq à trente heures au plus. Sur les amputés à l'hôpital, la marche de l'affection a été constamment plus rapide et la durée plus courte que sur les amputés de Crimée ; mais dans les deux catégories il y a eu quelques cas exceptionnels.

Dans la gangrène sub-inflammatoire on n'a jamais observé la moindre infiltration gazeuse ; la peau des escharres était complètement mortifiée et désorganisée, noire et ramollie ; la limite entre le mort et le vif parfaitement tranchée.

Dans la gangrène instantanée, il y avait toujours une énorme distension gazeuse ; la peau était probablement mortifiée mais non désorganisée ; on ne pouvait reconnaître aucune limite entre le mort et le vif. La terminaison de cette forme gangréneuse a été constamment la mort, plus ou moins rapide ; nous n'avons observé aucun fait exceptionnel.

Les altérations anatomiques présentaient des particularités qui méritent d'être signalées, parce qu'elles différaient essentiellement de celles qu'on observe dans les autres formes gangréneuses. En raison de l'élévation de la température et de la nature de la maladie, les cadavres se décomposaient avec une si grande rapidité, qu'il fallait faire les autopsies peu de temps après la mort pour trouver les altérations propres à la gangrène exemptes de toute complication des phénomènes de putréfaction. Faute de temps, je n'ai fait que trois autopsies dans les conditions précitées ; mais les altérations étaient si parfaitement semblables, qu'un plus grand nombre ne m'aurait probablement révélé aucune lésion différente qui fût réellement le fait de la gangrène. Dans plusieurs autres que j'ai faites plus ou moins longtemps après la mort, faisant la part de la putréfaction, j'ai toujours trouvé les altérations plus ou moins identiques.

Sur le nommé Ytgin, amputé dans l'articulation du genou, le membre gangréné avait, immédiatement après la mort, soixante-cinq centimètres de circonférence, et le membre sain, mesuré à la même hauteur, seulement quarante-trois centimètres. Sur le nommé Gouzouski, amputé de la cuisse à son quart inférieur, mort à deux heures du matin, et la mesure prise à six, quatre heures après le décès, avant tout commencement de putréfaction, le membre gangréné avait soixante et un centmètres de circonférence, et le membre sain mesuré à la même hauteur seulement quarante-deux centimètres. J'ai observé des cas où la différence relative était plus grande ; mais je crois que les deux mensurations précédentes donnent à peu près la moyenne du développement énorme qu'acquérait le membre gangréné, et toujours longtemps avant la mort du malade.

Je n'ai jamais observé aucune phlyctène avant la mort, ni plusieurs heures après. L'épiderme ne commençait à se détacher qu'à l'apparition des phénomènes de putréfaction, qui arrivaient plus tardivement que ne devait le faire supposer l'élévation de la température et la nature de la maladie. La peau, toujours lisse, tendue, luisante, restait transparente dans les parties les moins déclives, et laissait voir les veines sous-cutanées remplies de sang noir que le gonflement gazeux emprisonnait ou avait fait refluer vers l'extrémité du moignon. Elle présentait des teintes variées, des marbrures linéaires ou par plaques qui se rapprochaient et se confondaient insensiblement en allant vers la partie postérieure du membre et du tronc, où sa couleur était complètement noire comme dans les fortes ecchymoses. Les marbrures, très-prononcées à l'extrémité près de la surface traumatique, s'effaçaient progressivement en remontant ; mais en arrière la coloration noire remontait presque aussi haut que le gonflement. La percussion donnait un son clair, tympanique dans toute l'étendue et toute la circonférence du membre, comme sur les animaux de boucherie que l'on insuffle avant de les dépouiller. Sur les limites du gonflement, on

sentait facilement, par une pression légère, une crépitation douce, multiple, uniforme, comme dans
l'emphysème ; mais, en se rapprochant de ce point où
la distension était très-grande, il fallait déprimer
fortement les téguments pour déplacer les gaz infiltrés.
La peau, quoique énormément distendue, n'était pas
désorganisée, et, lorsque les lèvres de la plaie avaient
été rapprochées par des fils, on les retrouvait affron-
tées et les points de suture presque toujours parfaitement intacts. Le tissu cellulaire sous-cutané et in-
ter-musculaire était distendu par le fluide gazeux qui
eu séparait les éléments organiques. Par le développement rapide et presque instantané des gaz, les veines
étaient comprimées, et leur contenu, repoussé partie
vers le cœur, partie vers le moignon, formait des
traînées noirâtres plus ou moins régulières, plus
ou moins volumineuses. Le sang, épanché dans des
tissus sans résistance, se portait facilement et rapidement vers les parties les plus déclives, où il formait
un plaqué noir uniforme. Malgré la coloration complètement noire des parties les plus déclives, les téguments étaient aussi fermes, aussi résistants que
dans les parties élevées, où l'épanchement cellulaire
était presque nul.

Le tissu musculaire était pâle, décoloré, comme de
la chair lavée, macérée ; les fibres musculaires, plus
ou moins séparées par l'infiltration gazeuse du tissu
cellulaire inter-fibrillaire, étaient résistantes, sans
désorganisation, sans altération de tissu.

Les artères ne m'ont jamais rien présenté de pathologique, excepté l'infiltration gazeuse de leur gaîne
celluleuse.

J'ai trouvé presque toujours les grosses veines du
membre aplaties, et vides de sang, ou en contenant
fort peu ; mais les veines périphériques et sous-cutanées étaient le plus souvent distendues de distance en distance par du sang noir très-fluide, qui,
n'ayant pu remonter vers le cœur, était resté en
place, ou avait reflué vers le moignon. Dans les

trois autopsies que j'ai faites peu de temps après la mort, j'ai trouvé la plupart des veines superficielles distendues par le fluide gazeux, formant des cordons blanchâtres élastiques et transparents. Les veines spermatiques surtout étaient toujours distendues dans toute leur longueur jusqu'à l'anneau inguinal, quelquefois au-delà, mais jamais jusqu'à leur embouchure. Leurs parois amincies, claires et transparentes, avaient le volume d'une petite plume d'oie, bien que le scrotum fût presque toujours noir et crépitant dans toute son étendue. Le plus ordinairement les veines n'étaient transparentes que du côté malade; mais quelquefois leur distension et leur transparence existaient des deux côtés.

Lorsque la gangrène succédait à une amputation dans la continuité, le canal médullaire était toujours fortement injecté de sang noir qui ne permettait pas de bien apprécier l'état de la moelle. Sa destruction plus ou moins étendue et plus ou moins complète à l'extrémité de l'os, jointe à la disparition du tissu réticulaire et au décollement du périoste, étaient les seuls indices d'une ostéo-myélite préexistante au développement de la gangrène.

En écartant les lambeaux, on trouvait toujours la plaie remplie d'une plus ou moins grande quantité de sang noir concrété, facile à écraser, sans cohésion. La surface de section était toujours livide, noirâtre, macérée, et un peu ramollie. Les ligatures, même celles des plus grosses artères, étaient souvent détachées, et cependant nous n'avons observé qu'une seule fois, dans une amputation partielle du pied citée plus haut, une hémorrhagie peu abondante qui s'est arrêtée spontanément.

Après la désarticulation de l'épaule, quand on écartait les lambeaux, on trouvait le fond de la plaie remplie d'une énorme quantité de caillots noirs, putrilagineux, plus ou moins ramollis, s'étendant fort loin entre les muscles pectoraux, sous la clavicule, et jusque dans la région cervicale.

Après l'amputation du genou et de la cuisse, l'infiltration gazeuse remontait presque toujours jusqu'à
la partie moyenne du thorax en avant et latéralement, un peu moins en haut en arrière, dépassait le
plus souvent la ligne médiane sur la paroi abdominale. Presque constamment tout le scrotum était volumineux, noir ou noirâtre, et très-crépitant. Le
tissu cellulaire sous-péritonéal était aussi distendu
et crépitant dans une grande étendue.

Excepté une congestion sanguine plus ou moins
forte des veines périphériques, un liquide séreux
d'une quantité variable et à la base et dans les ventricules, le cerveau n'a jamais présenté d'autre lésion
qu'une consistance sensiblement moindre, mais trop
peu prononcée pour être considérée comme une lésion pathologique réelle et spéciale. Le liquide cé-
phalo-spinal n'a offert non plus rien d'anormal
dans sa quantité ni dans sa couleur.

Les poumons étaient toujours, en arrière, le siège
d'un engorgement hypostatique considérable. En
avant ils étaient encore crépitants, mais toujours un
peu hyperhémiés ; une fois fortement œdémateux et
gonflés. Les plèvres contenaient souvent une quantité variable de sérosité citrine plus ou moins claire,
sans trace de pleurite récente. Après la désarticulation de l'épaule, j'ai presque constamment trouvé
dans la plèvre correspondante un épanchement séro-
sanguin trouble, plus ou moins foncé, d'une quantité variable, avec teinte grisâtre de la séreuse, qui
était toujours dépolie et ardoisée à sa partie supérieure; parfois des adhérences molles, jaunâtres ou
noirâtres, faciles à rompre, de formation récente ; le
poumon était plus engorgé, ramolli, très-friable, et
des noyaux sanguins d'un petit volume se rencon-
traient parfois.

Les veines-caves supérieure et inférieure étaient
constamment remplies de sang noir fluide, sans caillots. Le cœur était toujours pâle, mou, flasque et af-
faissé. Les cavités droites contenaient souvent un

peu de sang noir et fluide, très-rarement des caillots noirs, passifs. Les cavités gauches étaient presque toujours vides ; elles renfermaient rarement des rudiments de caillots fibrineux, mais quelquefois seulement des concrétions gélatiniformes molles, aplaties, d'un blanc pâle ou légèrement jaunâtres ; jamais aucune trace de fluide gazeux dans les cavités de l'organe ni dans les gros vaisseaux.

Une fois sur les trois autopsies que j'ai faites peu de temps après la mort, le ventre était un peu météorisé ; sept ou huit heures après la mort, il l'était constamment et fortement sur tous les cadavres. Les organes abdominaux étaient toujours congestionnés ; la rate surtout était presque constamment volumineuse et souvent ramollie, lésion qui se rencontrait le plus souvent dans les autres complications mortelles, et qui n'était nullement la conséquence de l'affection gangréneuse seule. L'estomac contenait quelquefois un peu des liquides ingérés ; le plus souvent il était complètement vide et ses parois en contact. Le côlon descendant contenait souvent des matières pultacées, grisâtres, parfois très-noires. La vessie était un peu distendue, le plus souvent contractée ; l'urine était toujours en petite quantité, trouble, ou d'un rouge foncé.

La mort ayant été la terminaison constante de cette redoutable complication, il est inutile de dire que la thérapeutique a été d'une impuissance absolue. Deux fois j'ai cautérisé avec le fer rouge largement et profondément la surface traumatique ; j'ai appliqué le cautère sur la longueur du membre et sur les limites du gonflement, mais sans modifier en rien la marche des accidents locaux ni généraux. Lorsque les accidents étaient déclarés, les malades, promptement et complètement absorbés par le mal, n'éprouvaient plus aucune sensation, aucun besoin ; ils ne demandaient rien, et repoussaient ce qu'on voulait leur faire prendre. Si parfois il était possible de leur faire avaler quelques cuillerées de liquide, presque toujours leur ingestion était suivie de vomissements pénibles et fatigants.

Une fois, nous avons tenté l'amputation du membre, qui a été complètement impuissante, et qui n'a pas même enrayé la marche des accidents gangréneux, quoique faite dans des conditions encore en apparence favorables.

Le nommé Ignatief, prisonnier russe, blessé le 16 août d'un coup de balle à la jambe gauche qui fractura le tibia seul au-dessous de la malléole interne, sans produire des désordres très-graves ni très-étendus, arriva à l'hôpital le 20. Ce blessé paraissant dans de bonnes conditions locales et générales, on tente la conservation du membre. Jusqu'au 25, état satisfaisant. Le 26 au matin, la gangrène avec emphysème, développée pendant la nuit, occupe déjà tout le pied et la partie inférieure de la jambe; les téguments sont noirs, tendus, striés; la crépitation est très-sensible, le gonflement encore médiocrement volumineux. A deux heures, le gonflement a augmenté; l'emphysème s'étend presque jusqu'au genou. Le malade paraissant encore en état de pouvoir supporter une opération, on pratique immédiatement l'amputation de la cuisse dans des tissus parfaitement sains, sans infiltration, sans gonflement, sans. la moindre senstion d'emphysème. A cinq heures, le moignon est déjà emphysémateux; l'état général s'aggrave de plus en plus, la respiration se précipite, le pouls s'éteint, les extrémités se refroidissent : Ignatief meurt dans la nuit, à deux heures du matin.

J'ai désigné sous le nom de gangrène avec emphysème les accidents que je viens de décrire. Peut-être vaudrait-il mieux les appeler simplement emphysème du moignon; car il est bien certain que les altérations anatomiques différaient de celles que l'on trouve dans les différentes espèces de gangrène. Les tissus n'étaient pas profondément désorganisés, ni transformés en une masse confuse, uniforme, de

matières moins solides ou ramollies exhalant une
odeur caractéristique, *sui generis*, ayant complètement cessé de vivre, et rentrées sous l'empire des
lois physiques. Dans la gangrène avec emphysème,
les tissus, toujours parfaitement distincts et recon-
naissables, avaient conservé leur consistance, leurs
rapports, leur organisation ; leur couleur n'était
altérée que du plus au moins ; ils avaient cessé de
vivre et de fonctionner ; mais étaient-ils encore
aptes à rentrer sous l'empire des lois vitales? Bien
qu'aucun fait n'ait permis de constater le pour ni le
contre ; bien que la mortification ne fût pas complètement évidente, il est bien permis de croire que
d'aussi profondes modifications fonctionnelles, développées sous l'influence d'une cause aussi active et
aussi rapide, devaient entraîner des altérations organiques radicalement incurables.

Quel que soit le nom que l'on juge convenable de
donner aux phénomènes morbides que j'appelle gangrène avec emphysème ou emphysème gangréneux,
le fait reste et conserve toute sa signification pathologique de préservation impossible, de manifestation foudroyante, et d'incurabilité absolue.

De la pourriture d'hôpital.

Les premiers cas de pourriture d'hôpital se sont
montrés dans le mois de novembre 1854. A cette
époque les hôpitaux de Constantinople, encore peu
nombreux et encombrés de malades, réunissaient
déjà toutes les conditions les plus favorables au développement de cette fâcheuse complication, qui,
après s'être développée par infection, devait régner
d'une manière presque continue, et pour ainsi dire
épidémiquement, jusqu'à la fin de la campagne
d'Orient.

Malgré la belle apparence extérieure des bâtiments que le gouvernement turc avait mis à la
disposition de l'administration française, ils pré-

sentaient à l'intérieur les dispositions les plus vi-
cieuses, les conditions les plus défavorables, pour
l'aération des salles et l'entretien de la propreté.
Malgré la haute intelligence du médecin inspecteur
qui avait présidé à leur installation, il n'avait pas
été possible, faute de temps, de faire les réparations
nécessaires, et de corriger les vices de construction
que le gouvernement turc, dans son insouciance
habituelle et son ignorance des lois de l'hygiène,
accumule comme à plaisir dans ses établissements
publics. Bientôt encombrés de malades, et surtout
de blessés qui, par la nature des lésions dont ils
étaient atteints, fournissaient une abondante suppuration et nécessitaient de nombreuses opérations,
des pansements longs et fréquents, nos hôpitaux,
malgré leur position avantageuse sur des endroits
élevés et bien ventilés, sont promptement devenus
des foyers d'infection endémique qui ont développé
toutes les complications graves des plaies par armes
à feu.

Dans les premiers temps de sa manifestation, la
pourriture d'hôpital n'a pas sévi avec toute la violence, avec toute l'intensité, qu'elle devait montrer
plus tard. Elle s'est développée progressivement; elle
a suivi dans son extension et sa gravité toutes les
phases, toutes les péripéties du siège de Sébastopol ;
elle n'a pas débuté dans tous les hôpitaux à la même
époque et avec la même gravité. Ainsi, elle a paru à
l'hôpital de Dolma-Bagtché plus tard qu'à l'hôpital de
Péra, établissements très-rapprochés l'un de l'autre,
placés dans une situation à peu près semblable, ayant
l'un et l'autre à peu près la même quantité de blessés ; mais le dernier contenant le double de malades,
et présentant des conditions hygiéniques moins favorables que le premier.

Après avoir sévi tout l'hiver de 1854 à 1855 sur
les blessés par armes à feu et sur les blessés par
congélation, qui presque tous étaient atteints de
gangrène humide exhalant abondamment une odeur

infecte et nauséabonde, la pourriture a presque complètement cessé au printemps par le retour du beau temps, le désencombrement, l'aération plus facile, et le blanchiment des salles. La reprise des hostilités et les travaux de tranchée nous ayant ramené un grand nombre de blessés atteints de lésions graves et multiples, profondément débilités par les veilles, les fatigues, la mauvaise nourriture et les ennuis d'un siège long et meurtrier, qui paraissait devoir se prolonger indéfiniment, la pourriture s'est montrée de nouveau, et a bientôt sévi avec la plus extrême violence pendant tout l'été. Dans l'automne, le nombre des blessés ayant diminué, les cas de pourriture ont été moins fréquents et moins graves; ils paraissaient devoir cesser complètement lorsque l'épidémie de typhus est venue produire un nouvel encombrement et toutes ses suites. Pendant tout l'hiver de 1855 à 1856, la pourriture a encore sévi assez fortement sur les blessés qui restaient dans nos salles.

Au mois d'avril 1856, elle avait complètement disparu, et les nombreux blessés par congélation qui avaient résisté à l'affection typhique n'en présentaient aucune trace. Dans les mois d'avril et mai, on a encore pratiqué un assez grand nombre d'opérations qui, presque toutes, ont marché vers une cicatrisation prompte et facile, sans présenter aucun symptôme de la complication qui avait fait périr un si grand nombre de blessés dans l'été de 1855. Mais dans le mois de juin, malgré le petit nombre de malades qui restaient dans les hôpitaux, il y a encore eu un encombrement relatif dans les locaux saturés de miasmes putrides que ne pouvaient plus neutraliser le blanchiment ni les soins ordinaires de propreté, et l'affection a reparu de nouveau, commençant à sévir sur les blessés par congélation, qui étaient encore nombreux. Les évacuations successives sur France, et la diminution rapide des malades, ont définitivement arrêté la marche de la pourriture, et permis la guérison des derniers blessés qui en ont été atteints.

Les premiers cas de pourriture ont été observés au commencement de l'hiver ; elle a acquis une plus grande intensité pendant la saison froide et humide ; elle a disparu au printemps, et recommencé à sévir avec la plus grande énergie pendant les chaleurs de l'été, pour diminuer considérablement pendant l'automne. Après avoir sévi de nouveau pendant l'hiver de 1856, et cessé complètement au printemps suivant, elle a encore reparu à la fin de juin, et n'a définitivement cédé que lors de la complète évacuation des hôpitaux.

D'après les phases qu'ont suivies la manifestation première et les progrès de la pourriture d'hôpital, il serait presque logique et rationnel de penser que le froid humide de l'hiver et les chaleurs de l'été ont été les principales causes de sa production. Sans nier l'influence du froid et du chaud, je ferai observer que le développement et l'extension de la pourriture d'hôpital dans les hôpitaux de Constantinople ont coïncidé d'une manière exacte et positive avec l'encombrement des salles, dont l'air a été constamment vicié et corrompu par des blessés atteints de lésions graves, multiples, par de vastes plaies produites par des éclats de projectiles creux, fournissant une suppuration abondante et fétide ; par les matières stercorales et urineuses d'un grand nombre de malades qu'il était très-difficile de changer de linge et de maintenir dans un état de propreté suffisant. Aussi je crois pouvoir affirmer que l'infection miasmatique, agissant sur des constitutions épuisées, a été la principale cause de la pourriture d'hôpital, et que les influences atmosphériques ont été nulles, ou n'ont eu qu'une influence très-secondaire sur sa manifestation et ses progrès.

Dans les circonstances de guerre, les conditions hygiéniques sont le plus souvent si mauvaises, si variées, si compliquées, les phénomènes pathologi-

ques si complexes, qu'il faut se défier des apparences, et ne s'attacher qu'aux causes dont l'action est
évidente par sa continuité et son intensité, pour pouvoir en tirer des conséquences pratiques rationnelles et utiles.

Le nombre et la gravité des cas de pourriture ont
été constamment en rapport avec la quantité de blessés reçus dans un temps donné, c'est-à-dire proportionnels à l'encombrement; les conditions atmosphériques n'ont eu d'influence évidente qu'en permettant une aération plus ou moins facile. Pendant
l'hiver, le froid et le mauvais temps condamnaient
tous les malades à une réclusion permanente et prolongée dans une atmosphère miasmatique, qu'une
ventilation insuffisante ne pouvait dissiper complètement. Si, pendant l'été, l'élévation de la température activait le développement et l'énergie des émanations toxiques, par compensation elle permettait
une aération continuelle et prolongée; elle facilitait
la promenade à ceux qui pouvaient marcher, l'exposition à l'air libre de ceux qu'on pouvait y transporter en brancard, et le désencombrement des salles
pendant le jour pour ceux qu'on ne pouvait déplacer.

Sans nier la contagion directe de la pourriture
d'hôpital qu'établissent des faits positifs et des auto-
rités imposantes, je crois que, dans les hôpitaux de
Constantinople, elle a été bien plutôt le résultat de
l'infection qui s'opère lentement, mais d'une manière continue, sur les blessés vivant au milieu
d'une atmosphère purulente et miasmatique. Les cas
de pourriture ont été nombreux; ils l'eussent été
bien davantage si la transmission de l'affection s'é-
tait faite par le contact de la matière virulente sur les
plaies découvertes; si celle-ci eût été transportée par
l'air, par les instruments, par les pièces d'appareil,
par la maladresse, l'incurie ou l'insouciance des médecins chargés des pansements. Malgré les recommandations les plus expresses, malgré le zèle et l'intelligence d'un aide dévoué et consciencieux, qui

avait 25 ou 30 grands pansements à faire dans une matinée, il était impossible de compter sur la parfaite exécution des mesures prophylactiques qui lui étaient prescrites. L'insuffisance du personnel médical ayant rendu nécessaire la réquisition d'élèves turcs, très insouciants de leur nature, peu instruits, peu zélés pour la plupart, et même l'intervention des sœurs et des infirmiers pour faire des pansements, il était encore bien moins possible de compter sur l'intelligence de ces trois ordres d'auxiliaires pour prévenir la propagation de la pourriture par contagion directe.

La pourriture d'hôpital s'est constamment montrée sous deux formes : la forme ulcéreuse, et la forme pulpeuse. Je ne ferai que mentionner une troisième forme que je crois devoir désigner sous le nom de caséeuse, qui n'était probablement qu'une modification des deux autres ; mais elle présentait un produit de sécrétion morbide qui lui donnait véritablement un cachet particulier. Je ne parle pas de la forme hémorrhagique, qui n'était qu'un accident, qu'une complication de peu d'importance, mais qui s'est montrée fréquemment par suite de l'état plus ou moins scorbutique que présentaient presque tous nos blessés, surtout pendant l'hiver de 1854 à 1855, sur les plaies consécutives à la gangrène humide par congélation.

Au début, la pourriture ulcéreuse existait presque toujours seule, surtout sur le moignon des amputés ; mais la pourriture pulpeuse était le plus souvent accompagnée ou suivie de la forme ulcéreuse. Quelle que fût la forme du début, lorsque la pourriture résistait aux moyens de traitement, la surface traumatique présentait bientôt des altérations uniformes dans lesquelles il n'était plus possible de distinguer des états pathologiques particuliers ; les symptômes généraux étaient les mêmes, à quelques rares exceptions, et peut-être faute d'un examen convenable, que ne rendait pas toujours possible la grande quantité de blessés que nous avions ; j'ai toujours vu la pourriture d'hôpital présenter des prodrômes évidents et des symptômes qui prouvaient l'intoxication préexistante de l'organisme. On observait un malaise général, une lassitude profonde, avec tristesse, abattement, indifférence, insomnie plus ou moins complète, peau chaude et sèche, dureté et fréquence du pouls, soif plus forte, perte de l'appétit, langue saburrale, bouche pâteuse, anxiété épigastrique, ventre chaud et parfois tendu, constipation, urines moins abondantes et rouges. Souvent les troubles fonctionnels étaient beaucoup plus graves et plus prononcés.

Après une durée variable d'un dérangement complet des fonctions digestives et d'un appareil fébrile intense, les blessés tombaient rapidement dans la prostration avec stupeur, céphalalgie, bourdonnements d'oreilles, insomnie, et subdélirium plus fort la nuit que le jour, agitation et sensation de douleurs vives dans la plaie ou le membre blessé, qui était presque toujours le siège de soubresauts ou de mouvements convulsifs pénibles et très-fatigants. Du côté de la plaie, la suppuration, sans cesser complètement, était moins abondante, plus claire ; tout en restant rouge, elle pâlissait sensiblement ; les bourgeons charnus devenaient fougueux, violacés, mollasses, saignants. Après une durée plus ou moins longue, et une intensité variable, les symptômes généraux augmentaient rapidement, et les produits de sécrétion morbide devenaient caractéristiques.

1° La forme ulcéreuse, qui souvent compliquait la forme pulpeuse, et qui souvent aussi lui succédait, débutait par points isolés à la surface des plaies ou sur les bords, s'étendait ensuite en largeur et en profondeur, et couvrait une plus ou moins grande étendue de la plaie. Quelquefois elle envahissait rapidement toute la surface traumatique, qui, après avoir fourni pendant quelques jours un ichor brunâtre et fétide, devenait molle, fongueuse, et se couvrait d'une masse putrilagineuse livide, jaunâtre, noirâtre, souvent tout à fait noire, qui se détachait par fragments plus ou moins volumineux ; les douleurs étaient très-vives, brûlantes, et l'engorgement considérable. Arrivée à ce degré, la forme ulcéreuse disparaissait pour revêtir des caractères communs aux deux formes de pourriture ; les symptômes généraux acquéraient un haut degré de gravité ; les moyens thérapeutiques étaient sans action, et la mort inévitable. Cette forme, que j'ai surtout observée sur le moignon des amputés, a toujours été très-grave et presque constamment mortelle, lorsqu'elle s'est déclarée peu de temps après l'opération.

Lorsque la pourriture ulcéreuse avait envahi toute l'étendue d'un moignon, celui-ci prenait des proportions énormes par le gonflement œdémateux des lambeaux, de la surface traumatique et de tout le membre ; par l'extension du mal, qui décollait les téguments et remontait au loin dans les interstices musculaires et les gaînes tendineuses. La peau distendue, ramollie, et d'un rouge livide par points isolés, laissait sentir une fluctuation obscure, douteuse, parfaitement semblable à la sensation que procure la pression alternative de deux doigts sur une feuille de coton ; les incisions donnaient issue à une matière épaisse, visqueuse, grisâtre, rougeâtre ou d'un noir putrilagineux, qui s'écoulait difficilement et toujours en petite quantité. Les douleurs devenaient excessives, le sommeil complètement nul, l'amaigrissement se prononçait rapidement, les saillies osseuses se couvraient d'eschares qui venaient encore augmenter la somme des souffrances ; la figure se décomposait, l'œil s'enfonçait dans l'orbite ; il y avait rarement du dévoiement, presque toujours de la constipation, des urines peu abondantes et troubles. Les malades tombaient dans la prostration, la stupeur, avec fuliginosité de la langue, des dents et des lèvres ; d'autres avaient un délire plus ou moins agité ; tous, après une agonie plus ou moins prolongée, succombaient avec tous les symptômes du typhus que nous avons observé plus tard sur une grande échelle : je n'ai vu aucun cas rapidement mortel.

Dans certains cas, après un début très-grave, les symptômes généraux diminuaient d'intensité, mais la plaie ne subissait aucune modification avantageuse et continuait à fournir une suppuration abondante et de mauvaise nature; la gangrène détruisait lentement, progressivement, et presque uniformément, toutes les parties molles, en disséquant les os, qui bientôt formaient une saillie énorme à l'extrémité du moignon. Le fait suivant est le plus remarquable de tous ceux que j'ai observés :

Le nommé Castéran, du 95ᵉ de ligne, d'une forte et bonne constitution, entré à l'hôpital le 13 juin, amputé en Crimée depuis plusieurs jours de la cuisse à son quart inférieur, alla parfaitement bien jusqu'au 12 juillet, et promettait une guérison presque assurée et prochaine. Le 15, symptômes généraux très-prononcés, mais en apparence peu graves; le 17, la plaie à moitié cicatrisée est envahie dans toute son étendue par de nombreux points de pourriture. Après quelques jours d'accidents généraux fort intenses, le calme paraît se rétablir et la plaie subir une modification avantageuse; mais elle fut de courte durée. Malgré l'application répétée du cautère actuel, l'ulcération continue de détruire successivement de proche en proche, et circulairement, toutes les parties molles, sans produire aucune hémorrhagie. Ce malade succombe le 19 août dans un état de marasme complet; le fémur, complètement dénudé de son périoste, formait une saillie de 12 centimètres à la surface d'une plaie noire, irrégulière, desséchée, oblique de haut en bas.

Lorsque la pourriture ulcéreuse n'attaquait qu'une partie de la surface d'une plaie ou d'un moignon, les symptômes généraux concomitants étaient moins intenses, cédaient plus facilement; l'altération locale, plus accessible aux moyens thérapeutiques, s'arrêtait souvent, et la plaie marchait ensuite vers la cicatrisation, qui était toujours lente et difficile. Mais trop souvent, après avoir triomphé d'une première atteinte, les blessés, toujours plongés au milieu du foyer miasmatique, étaient repris de pourriture au bout d'un temps plus ou moins long, quelquefois fort court. Les récidives étaient moins graves, précédées et accompagnées de symptômes moins intenses, moins menaçants; il fallait même quelquefois un examen et une attention soutenus, répétés plusieurs jours de suite, pour saisir les modifications organiques qui précédaient l'altération locale: celle-ci une fois déclarée marchait lentement, et cédait difficilement aux médications employées. Chez quelques amputés, nous avons vu la pourriture d'hôpital récidiver jusqu'à quatre ou cinq fois. Un amputé du coude, dont les lambeaux avaient été presque complètement détruits par la gangrène, n'a pu quitter l'hôpital qu'après la sixième rechute, conservant encore une plaie fort large sans tendance à la cicatrisation. Toutes les fois que le déplacement était possible, il fallait les évacuer sur France quoique très-incomplètement guéris, et encore dans de mauvaises conditions générales, pour les sortir du foyer d'infection et les préserver de nouvelles récidives, qui les épuisaient et les conduisaient lentement vers une terminaison fatale. Les malades de cette catégorie semblaient sous l'influence d'une diathèse morbide *sui generis*, qui les tenait sous la menace incessante d'une nouvelle rechute, et empêchait la réparation des forces et de la perte de substance.

Souvent, la pourriture ulcéreuse se déclarait sur des plaies déjà anciennes, en bonne voie de cicatrisation, sans déterminer d'accidents locaux ni généraux graves, et conservant toujours ses caractères ulcéreux. Quelquefois elle envahissait des plaies presque cicatrisées, s'étendait rapidement en largeur en détruisant les téguments et respectant les parties profondes. C'est surtout aux extrémités inférieures, sur les plaies par gelure, qu'elle a présenté cette forme superficielle et destructive ; quoique peu grave en apparence, elle résistait opiniâtrément, détruisait les cicatrices, s'étendait au loin, finissait par atteindre les articulations et nécessiter des amputations consécutives.

J'ai vu plusieurs fois la pourriture ulcéreuse débuter non sur la surface traumatique, mais dans le pourtour de la plaie sur les téguments excoriés par le contact de la matière purulente devenue âcre et corrosive. On observait des petites ulcérations ponctuées, qui s'agrandissaient rapidement, finissaient par se confondre, et augmentaient rapidement l'étendue de la plaie, en même temps qu'il s'en formait d'autres un peu plus loin, destinées à parcourir les mêmes phases. Elle était constamment précédée et accompagnée de douleurs locales très-vives, et d'un trouble marqué de toutes les fonctions; quoique très-superficielle en apparence, elle se montrait d'une tenacité désespérante, continuait de détruire les téguments au loin, et finissait par amener des symptômes généraux très-graves, qui plusieurs fois ont nécessité l'amputation ou causé la mort. Une fois, j'ai vu cette variété de pourriture ramollir complètement le cal bien formé d'un radius qui avait été fracturé par une balle à sa partie inférieure.

La forme pulpeuse a été moins fréquente que la forme ulcéreuse, mais souvent accompagnée ou suivie de cette dernière; constamment elle a présenté des prodrômes évidents, et des symptômes généraux si intenses et si subits, qu'ils prouvaient d'une manière positive l'intoxication préexistante de l'organisme. Elle débutait quelquefois si rapidement, et par un ensemble de symptômes si graves et si insolites, qu'avant d'avoir vu la modification locale, il était impossible de croire à l'existence de cette complication morbide. Après une durée variable d'un malaise général, et d'un trouble plus ou moins marqué des fonctions internes, le plus souvent sans modification locale appréciable, les malades étaient pris subitement, dans la soirée ou dans la nuit, de frissons intenses et prolongés, avec céphalalgie, tremblements, anxiété précordiale, souvent de vomissements de matières bilieuses verdâtres, et de douleurs vives et brûlantes dans la plaie; ensuite, réaction très-forte suivie de sueurs abondantes. L'accès terminé, les malades restaient abattus, faibles, avec céphalalgie, anxiété épigastrique, peau chaude, pouls fréquent, soif vive, bouche amère, pâteuse, inappétence complète, ventre brûlant, urines rares. Après un calme plus ou moins long, les mêmes symptômes fébriles se reproduisaient quelquefois aussi intenses, mais le plus souvent avec une intensité moindre, seulement la sueur était toujours abondante. Après plusieurs accès plus ou moins réguliers, la fièvre moins forte devenait continue, la sueur profuse, et les malades restaient plusieurs jours de suite dans un bain de vapeur. Cet appareil symptomatologique, qui marque le début de tous les empoisonnements miasmatiques et putrides, la réaction de l'organisme contre la cause morbide, pouvait faire croire au début de l'infection purulente; mais tous les doutes étaient promptement dissipés, lorsqu'en découvrant la plaie, qui la veille était rouge et vermeille, on la trouvait couverte d'une couche épaisse de matière pulpeuse, d'un blanc sale, grisâtre, visqueuse, fortement adhérente aux parties sous-jacentes. Cette modification locale était souvent évidente après le premier accès fébrile; elle ne manquait jamais après le second : le fait suivant résume la marche de l'affection.

Le nommé Ollivier, cavalier au 3ᵉ chasseurs d'Afrique, âgé de trente-quatre ans, d'une forte et bonne constitution, reçut le 5 octobre 1855 un coup de pied de cheval sur la partie moyenne du cubitus gauche, qui fut fracturé sans plaie aux téguments. Évacué plus tard sur Constantinople, il arriva à l'hôpital de Dolma-Bagtché le 16 novembre dans la soirée. Le 17 au matin, je trouve sur la face dorsale de l'avant-bras une eschare longue de 10 à 12 centimètres, large, épaisse, noire et dure; à la face antérieure, une eschare un peu moins longue, aussi large, mais plus mince et moins dure : toutes deux étaient le résultat d'un bandage trop serré. Les fragments du cubitus sont encore mobiles, sans commencement de consolidation ; pas de gonflement de de la main ni du poignet ; état général en apparence parfaitement bon ; toutes les fonctions sont à l'état normal. Le 22, l'avant bras est chaud, douloureux et engorgé. Le 24 et le 25, chute des eschares, qui laissent à nu des plaies roses et vermeilles ; disparition rapide du gonflement. Jusqu'au 3 novembre, continuation du mieux. Le 4 au matin : malaise, pouls un peu fébrile, légère céphalalgie, peu d'appétit ; les plaies sont toujours rouges et vermeilles, mais la suppuration est moins abondante et moins épaisse. A neuf heures du soir, le malade est pris subitement de nausées et de vomissements, avec frissons intenses et prolongés, forte céphalalgie, claquement des dents, refroidissement général, ensuite réaction très-forte suivie de sueur abondante qui dure toute la nuit.

Le 5 au matin : abattement, prostration, peau chaude et encore humide, pouls fréquent, fort et plein, céphalalgie, bouche pâteuse, nausées continuelles, dégoût pour les boissons sucrées; l'appareil est imprégné d'une grande quantité de liquide séreux très-odorant ; gonflement œdémateux de l'avant-bras, avec douleurs brûlantes très-vives dans les deux plaies, qui sont pâles, grisâtres et recouvertes, la postérieure surtout, d'une couche épaisse de matière pulpeuse fortement adhérente. Immédiatement un gramme de calomel, pansement avec l'eau chlorurée, 1 gramme de quinine à quatre heures du soir. Malgré plusieurs selles dans la journée, la céphalalgie et le malaise persistent. A neuf heures du soir, retour des frissons avec vomissements, refroidissement général qui dure moins longtemps que la veille ; ensuite, réaction avec sueur abondante toute la nuit. Le 6 au matin : état fébrile persistant, plus fort que la veille ; suintement séro-purulent abondant par les plaies, qui sont toujours couvertes d'une couche épaisse de matières pulpeuses ; l'ulcération des bords commence et marche rapidement ; la main et l'avant-bras sont très-engorgés, la peau rouge et violacée en plusieurs points qui semblent déjà un peu fluctuants; le coude est déjà un peu œdémateux. Calomel et sulfate de quinine comme la veille; pansement avec la teinture d'iode pure. Toute la journée, fièvre forte, prostration, peau chaude et humide, douleurs brûlantes dans tout l'avant-bras, suintement abondant. A huit heures du soir, retour des frissons qui sont peu forts, de courte durée ; sueur toute la nuit. Le 7 au matin : continuation de la fièvre et de la sueur, abattement extrême, douleurs vives et brûlantes dans la plaie; la main et l'avant-bras sont plus gonflés que la veille, la fluctuation distincte en plusieurs points ; l'articulation du poignet est déjà malade, et tout l'avant-bras est désorganisé par les fusées gangréneuses. A deux heures, je pratique la désarticulation du coude pour ne pas être obligé plus tard d'amputer dans la continuité.

La fièvre et la transpiration ont duré encore plusieurs jours en diminuant progressivement d'intensité. La guérison, un moment compromise par un commencement de résorption purulente, se fit d'une manière complète, et sans aucune manifestation nouvelle de pourriture ; mais quelques jours avant le départ de ce malade pour France, il fut pris de typhus, et mourut de gangrène de la face.

La forme pulpeuse s'accompagnait toujours d'un gonflement œdémateux périphérique beaucoup plus prononcé que dans la forme ulcéreuse. L'ulcération des bords de la plaie marchait promptement et agrandissait rapidement la surface traumatique, qui, quelquefois acquérait en peu de jours des dimensions énormes. Lorsque la pourriture ne détruisait, par l'ulcération concomitante, que les téguments, le mal était déjà fort grave par l'augmentation des symptômes généraux et par la perte de substance qui, dans les cas les plus heureux, retardait indéfiniment la cicatrisation ; mais elle était bien plus grave par son extension dans les parties profondes, où elle produisait une désorganisation rapide, des foyers multiples, et des symptômes généraux promptement mortels, toutes les fois que l'amputation était impossible.

Cette forme, caractérisée surtout par un début brusque et instantané, par des frissons prolongés et des sueurs abondantes, par une extension rapide en largeur et en profondeur, par une désorganisation complète des parties profondes, et par l'apparition de symptômes généraux qui, en peu de jours, avaient acquis leur summum d'intensité, plongeait les malades dans l'état typhique le plus complet, et les faisait mourir avant que l'amaigrissement eût eu le temps de se prononcer. Aussi, dans les derniers temps, j'ai amputé le plus promptement possible, toutes les fois que l'opération était praticable, parce que j'avais reconnu la parfaite impuissance des moyens thérapeutiques.

3° La troisième forme de pourriture, que j'appelle *caséeuse*, s'est montrée rarement, et presque toujours à la surface des moignons en bonne voie de cicatrisation, ou presque cicatrisés. Elle débutait sans prodrômes, sans symptômes généraux appréciables, sans douleurs vives ; car la plupart des malades n'avaient pas conscience de la complication qui venait retarder leur guérison. A la surface d'un moignon, presque toujours vers son angle inférieur, paraissait une plaque rouge, d'une teinte violacée, qui s'étendait en largeur et en profondeur sans ulcération aucune, et déterminait un engorgement périphérique plus ou moins étendu ; le blessé n'accusait aucune douleur dans le moignon, seulement un peu de sensibilité à la pression, lorsqu'on touchait la surface malade; le travail de cicatrisation s'arrêtait; mais toutes les fonctions restaient à l'état normal. Au bout de deux ou trois jours, on trouvait au centre de la partie rouge et tuméfiée, une petite excavation remplie d'une matière grisâtre, grumeleuse, caséeuse, sans cohésion, cassante, un peu sèche, s'écrasant facilement, s'enlevant partiellement avec la pointe d'une spatule, parfaitement semblable à la matière sébacée, mais plus grise. L'excavation, tapissée d'une membrane molle, grisâtre, s'agrandissait rapidement et se remplissait du jour au lendemain d'une nouvelle quantité de matière caséeuse plus considérable que celle de la veille. Cette complication, d'une nature en apparence toute locale, aurait probablement fini par entraîner des désordres fort graves, si elle n'avait été arrêtée à son début. La cautérisation avec l'acide azotique ou le fer rouge a constamment suffi pour modifier promptement a surface sécrétante, supprimer le produit morbide, et faire disparaître complètement la complication qui avait suspendu le travail de cicatrisation.

J'ai observé sept ou huit fois cette forme de pourriture, qui semblait tenir de la nature des deux autres par sa tendance à l'ulcération et par la nature du produit de sécrétion morbide, qui, quoique solide, m'a paru ressembler sous plus d'un rapport à la matière pulpeuse.

La pourriture d'hôpital a rarement déterminé des hémorrhagies assez graves pour nécessiter l'emploi des moyens hémostatiques. J'ai vu plusieurs moignons rongés et détruits dans une grande étendue, des membres creusés à une grande profondeur, sans écoulement sanguin appréciable ou assez abondant pour nécessiter l'emploi des hémostatiques. Une seule fois j'ai été obligé de lier l'artère humérale sur un amputé du coude, dont le moignon fut pris de pourriture ulcéreuse dix jours après l'opération. Le plus souvent la petite quantité de sang sortie des vaisseaux ulcérés se décomposait à la sur-

face de la plaie en se mêlant aux matières purulentes,
et formait une masse fongueuse, putrilagineuse et
noirâtre. Quoique plongeant par leur extrémité dans
le foyer putrilagineux, jamais les veines n'ont présenté aucune trace d'inflammation suppurative; les
vaisseaux lymphatiques étaient parfois très-gros,
très-dilatés, toujours plus ou moins enflammés, les
ganglions sensibles à la pression et légèrement tuméfiés, mais jamais suppurés

Plusieurs fois j'ai vu la pourriture d'hôpital déterminer l'inflammation des articulations voisines bien
avant la destruction complète des parties molles,
l'érosion des ligaments bien avant surtout l'ouverture de la membrane synoviale. Cette extension du
mal s'annonçait par une douleur sourde, profonde,
qu'augmentaient les mouvements de la partie affec-
tée, et surtout par l'aggravation rapide des symptômes généraux.

Aux membres, les os dénudés quelquefois dans
une grande étendue, étaient seulement nécrosés;
mais aux pieds et aux mains, ils se gonflaient et se
ramollissaient promptement, lorsqu'on ne pouvait
enrayer la marche du mal par le traitement ou l'amputation.

J'ai vu plusieurs fois l'infection purulente chronique complètement enrayée par la pourriture d'hôpital, qui a déterminé chez quelques blessés une modification salutaire suivie d'une guérison facile et
complète, le plus souvent lente et difficile. Mais
presque toujours le second état morbide, ajouté au
premier, épuisait les forces, augmentait les troubles
fonctionnels, amenait rapidement l'état putride, adynamique, et précipitait la mort des malades.

Après avoir résisté à une ou plusieurs atteintes
de pourriture d'hôpital, beaucoup de blessés tombaient dans l'infection purulente chronique, toujours
suivie d'une mort inévitable.

Nous n'avons perdu que 24 amputés de pourriture
d'hôpital; mais beaucoup en ont été atteints, et n'ont

guéri qu'après plusieurs récidives, avec des moignons déformés, quelquefois dépourvus de lambeaux
qui avaient été détruits par la fonte putride. Quelques autres, chez lesquels s'était établie une sorte
de diathèse, un véritable état constitutionnel, en
proie à des récidives fréquentes, avec affaiblissement
progressif et résistance opiniâtre à tous les modificateurs internes et externes, ont été évacués sur
France dans un état encore peu satisfaisant, et comme
dernière ressouce; quelques autres ont dû subir une
seconde amputation.

Nous avons perdu un grand nombre de blessés
non amputés, atteints d'énormes et vastes plaies
produites par des éclats de bombe et d'obus qui
avaient profondément et largement déchiré les parties molles, en creusant des trajets obliques et sinueux. Lorsque la pourriture envahissait des tissus
aussi complètement désorganisés, elle marchait
rapidement vers une terminaison inévitablement
mortelle, par l'impuissance et l'insuffisance des
moyens thérapeutiques; par l'impossibilité de pratiquer aucune opération que rendaient impossible
et inutile le siège ou l'étendue de la lésion, et le
rapide développement des phénomènes d'intoxication putride.

Dans les conditions où nous nous trouvions, la
pourriture d'hôpital était toujours d'un pronostic
très-grave, par sa nature désorganisatrice et en-
vahissante, en retardant la guérison dans les cas
les plus heureux, en exposant les blessés à des récidives fréquentes, en sévissant sur des hommes
affaiblis, épuisés, détériorés, sur des plaies larges
et profondes, que le traitement local ne pouvait
atteindre dans toute leur étendue; mais surtout par
l'encombrement permanent, et l'impossibilité d'isoler les malades atteints, qui étaient pour les autres
blessés un surcroît d'infection et un sujet d'in-
quiétudes morales.

Nous avons eu plusieurs fois l'occasion d'observer

des blessés atteints de plusieurs plaies, dont une seule se compliquait de pourriture, les autres restant jusqu'à la fin exemptes de cette redoutable complication. Un blessé amputé de la jambe au lieu d'élection, et désarticulé de l'épaule du même côté, est mort de pourriture qui a désorganisé profondément le moignon de l'épaule, a duré une vingtaine de jours, sans manifestation aucune à la surface du moignon de la jambe. Celui-ci est resté, jusqu'à la mort du malade, dans des conditions satisfaisantes, mais sans faire aucun progrès vers la cicatrisation. De tels faits sont bien de nature à légitimer l'opinion de ceux qui regardent la pourriture d'hôpital comme une affection primitivement locale; mais combien ne voit-on pas d'autres affections, primitivement générales, constitutionnelles, qui n'attaquent qu'une partie sur laquelle elles semblent concentrer leur action destructive !

Les auteurs parlent de plaies qui, rongées d'un côté par la pourriture d'hôpital, se cicatrisent de l'autre. Je puis affirmer n'avoir jamais rien vu de semblable, malgré les faits nombreux et variés que j'ai observés.

J'ai vu beaucoup de vastes plaies, des moignons d'amputés, atteints de pourriture dans une certaine partie de leur étendue, l'autre partie restait plus ou moins rose, plus ou moins vermeille; mais le travail de cicatrisation s'arrêtait lorsqu'il était commencé, et ne recommençait jamais avant la modification complète de l'état général et local. Comme les affections pathologiques varient suivant une multitude de circonstances, suivant les localités et les climats, et suivant l'intensité de la cause morbide, je ne veux pas nier ce que je n'ai pas observé.

Malgré l'opinion des chirurgiens qui regardent la pourriture d'hôpital comme une affection primitivement locale, je la crois au contraire la manifestation locale d'un état pathologique général, et je reste bien convaincu, d'après ce que j'ai vu, et d'après les faits nombreux que j'ai observés dans des circonstances peut-être exceptionnelles il est vrai, qu'il existe un état morbide général, une intoxication miasmatique préalable, qui se fait par toutes les surfaces absorbantes, mais beaucoup plus par les voies aériennes que par les surfaces traumatiques en suppuration. Aussi le traitement local a-t-il été presque toujours inefficace ou insuffisant, tant que l'état général n'avait pas été complètement modifié. Quelques succès obtenus dans des circonstances particulières, sur des cas de pourriture isolés et peu graves, ne sont pas suffisants pour faire prédominer une opinion aussi peu médicale, contraire à celle de plusieurs chirurgiens qui ont observé l'affection sous forme endémo-épidémique, et qui ne peut conduire qu'à une thérapeutique insuffisante et inefficace. Dans les conditions d'encombrement et d'air vicié, la pourriture d'hôpital est une véritable infection putride par ses causes, ses symptômes et ses altérations anatomo-pathologiques.

Si la pourriture d'hôpital était une affection primitivement locale, résultant du transport de la matière virulente, ou de l'action de l'air vicié sur la surface traumatique, rien ne serait plus simple, plus facile et plus efficace que le traitement local, pour neutraliser sur place la cause morbide avant la production des symptômes généraux consécutifs. Malheureusement, l'expérience souvent répétée nous a prouvé que tous les topiques, depuis l'eau de mauve jusqu'au fer rouge, n'ont jamais pu, dans les cas bien caractérisés, arrêter la marche du mal, qui continuait à s'étendre tant que l'économie n'avait pas subi une modification salutaire, spontanée ou provoquée. Peut-être les différences que je signale sont-elles le résultat des conditions physiologiques mauvaises dans lesquelles se trouvaient la plus grande partie de nos malades, ou d'aptitudes morbides spéciales produites par le climat et la position exceptionnelle de l'armée de Crimée.

Lorsque la pourriture se déclare dans un hôpital renfermant un grand nombre de blessés, qui fournissent une abondante quantité de produits morbides, tous sont menacés de cette cruelle complication, qu'il faut se hâter de prévenir ou d'arrêter, en faisant appel à tous les moyens de l'hygiène générale et privée. Le désencombrement, l'espacement, la ventilation permanente, les désinfectants sous toutes les formes, l'isolement des malades atteints, leur éloignement du foyer d'infection, sont les premières conditions nécessaires, indispensables, pour préserver les blessés non encore atteints, et traiter efficacement ceux qui sont déjà affectés. Si on ne peut les remplir, le mal fera des progrès rapides, acquerra un haut degré de gravité ; les traitements les plus rationnels seront inefficaces ou insuffisants, et les chercheurs de spécifiques verront toujours échouer leurs tentatives empiriques. Malheureusement, les circonstances de guerre rendent presque toujours impossible la parfaite exécution des moyens prophylactiques. A Constantinople, l'insuffisance des locaux n'a jamais permis l'espacement convenable de nos blessés, qui, par la gravité, l'étendue, et souvent par la multiplicité de leurs lésions, auraient eu besoin d'un grand volume d'air. Nous n'avons jamais pu isoler complètement ni convenablement les malades atteints de pourriture, qui, une fois déclarée, faisait des progrès rapides, fournissait une suppuration fétide qui viciait d'une manière permanente l'atmosphère de nos salles, et portait partout la mort et l'infection.

Dans l'impossibilité où nous étions de faire cesser l'encombrement, d'isoler les malades atteints de pourriture, de les soustraire à l'action active et continue qui perpétuait l'intoxication, nous n'avons pu que lutter avec persévérance contre une affreuse complication qu'il ne nous était pas possible de prévenir ni de faire cesser. En raison des difficultés nombreuses au milieu desquelles nous nous trouvions,

les quelques succès que nous avons obtenus m'ont
plus surpris que les revers nombreux que nous
avons eu à déplorer. Cependant, grâce à certaines
dispositions avantageuses que présentait l'hôpital de
Dolma-Bagtché, nous avons pu, pendant presque
tout l'été, exposer au grand air dans le jardin les
malades le plus gravement atteints de pourriture,
ou ceux qui en étaient menacés, et les soustraire,
au moins pendant quelques heures de la journée, à
l'action délétère de la réclusion permanente. Ayant
obtenu la construction de cinq petites baraques sur
la terrasse intermédiaire aux deux bâtiments, j'ai pu,
au mois d'août, isoler complètement, pendant une
quinzaine de jours seulement, les moribonds, et
préserver les autres de ce surcroît d'infection. Mais
les circonstances étant devenues plus impérieuses,
les lits de ces baraques furent compris dans l'effectif
de l'hôpital, et n'ont pu produire tout le bien que
j'en attendais. N'ayant pu mettre nos malades dans
les conditions hygiéniques convenables pour préparer et assurer le succès du traitement médical et
chirurgical, nous avons fait ce que nous avons pu,
laissant aux circonstances de guerre la responsabilité
des accidents que nous ne pouvions conjurer.

Malgré la faible part que je fais à la contagion directe dans le développement et la propagation de la
pourriture d'hôpital, comme il est incontestable que
toutes les substances médicamenteuses, tous les poi-
sons, tous les agents septiques, peuvent agir à la
surface d'une plaie, il était convenable de prendre
toutes les précautions que la prudence commande.
Je n'ai jamais négligé les mesures de précaution, et
jusqu'à la fin j'ai fait aux médecins chargés des
pansements les recommandations convenables, et
j'en ai surveillé l'exécution. J'ai fait supprimer les
éponges dans les appareils à pansement; chaque
plaie était lavée et nettoyée avec des compresses immédiatement jetées au linge sale; les instruments
servant aux pansements étaient soigneusement trem-

pés et lavés dans l'eau chlorurée. Comme il existait une buanderie dans l'hôpital, nous avons toujours eu du linge propre et bien lavé pour les pansements, qui ont toujours été faits avec les précautions convenables et en temps opportun. Nous n'avons jamais manqué de charpie neuve, qui était propre, sèche, douce et de bonne qualité. Les soins de propreté ont toujours été l'objet d'une surveillance active et d'une constante sollicitude; mais, sous ce rapport, il n'était pas toujours facile d'obtenir tout ce qui était désirable. Nous avons largement usé des chlorures alcalins; les pansements ont toujours été faits aussi promptement et aussi simplement que possible. La recommandation de faire, en pareille circonstance, des pansements rares, de réunir immédiatement les plaies d'amputation pour préserver la surface traumatique du contact de l'air vicié, est rationnelle, mais d'une exécution relative souvent difficile, et quelquefois complètement impossible. La plus grande partie de nos blessés étaient atteints de vastes plaies qui fournissaient pendant longtemps une suppuration noirâtre, abondante, fétide, et qui nécessitaient au moins un pansement chaque jour, et quelquefois plus. L'étendue et souvent la multiplicité des plaies rendaient les pansements longs, difficiles, et exigeaient parfois une exposition prolongée de la surface traumatique au contact de l'atmosphère miasmatique.

Conformément au précepte donné par les auteurs classiques, pendant quelque temps nous avons réuni immédiatement les plaies d'amputation; mais la réunion n'ayant jamais lieu par première intention, la précaution était parfaitement inutile, et n'empêchait pas toujours le développement de la pourriture. Toutes les fois que je l'ai essayée, je l'ai vu échouer, et être suivie très-souvent d'inconvénients graves, en prévision d'un accident qui n'arrivait pas toujours. Pendant quelque temps j'ai fait des amputations à lambeaux pour bien recouvrir l'extrémité osseuse, espérant par ce moyen prévenir le développement de l'infection purulente, qui, neuf fois sur dix, résultait de l'inflammation du canal médullaire. Les lambeaux n'ont jamais empêché l'ostéo-myélite et ses conséquences ; mais comme ils ne se réunissaient jamais primitivement, ils avaient le grave inconvénient d'être très-difficiles à maintenir en place, d'offrir une surface suppurante plus étendue, enfin une plus large prise à la pourriture d'hôpital, qui, une fois déclarée, était plus difficile à combattre, produisait des accidents plus graves et plus rapides, et rendait les pansements toujours très-douloureux pour le blessé et très-difficiles pour le chirurgien.

Promptement convaincu, après quelques essais infructueux, de l'insuffisance du traitement local pour triompher d'une affection qui sévissait endémiquement, dans un hôpital encombré, sur des blessés profondément débilités, j'ai dû depuis, à la première apparition du mal, agir de suite sur les fonctions internes pour modifier l'organisme avant de recourir aux topiques.

L'état de nos blessés proscrivait d'une manière absolue les antiphlogistiques autres que les topiques émollients et opiacés sur les plaies très-douloureuses, et ils ont été souvent utiles ; mais je n'ai jamais osé recourir aux évacuations sanguines locales ni générales. Le traitement interne a presque toujours consisté dans les vomitifs et les purgatifs salins ou huileux, plus ou moins répétés, suivant l'état des voies digestives, la force des malades, et la persistance des symptômes généraux. Ces premiers moyens étaient suivis de l'administration du calomel et des résines purgatives pour entretenir des évacuations modérées, faciliter et activer la sécrétion biliaire.

Cette médication avait pour résultat immédiat de débarrasser les voies digestives, de modérer et d'enrayer la marche des symptômes généraux, souvent, mais non toujours, comme résultat plus éloigné, de calmer les symptômes locaux, diminuer les douleurs, retarder la désorganisation des parties envahies par la pourriture, et rendre plus efficace l'emploi des moyens externes. Quelquefois j'ai vu l'appareil fébrile tomber rapidement, les fonctions digestives se ranimer et réparer les forces assez promptement. D'autres fois, il fallait insister longtemps sur la médication externe, et proportionner son énergie et sa durée à la force de résistance du mal et des malades. Lorsque les symptômes généraux cédaient ou étaient enrayés, la médication locale était le plus souvent promptement suivie d'un résultat avantageux. Mais, dans le cas contraire, la pourriture suivait une progression croissante, produisait en quelques jours une désorganisation étendue et un surcroît d'infection dont on ne pouvait plus triompher. Toutes les fois que la pourriture débutait par accès fébriles avec frissons, j'ai donné le sulfate de quinine pour en empêcher le retour, en abréger la durée, et surtout pour épargner aux malades l'ébranlement nerveux qui les fatigue et les jette dans la prostration. Le sulfate de quinine opiacé était souvent utile pour combattre les frissons et en même temps favoriser la sueur ; parfois les préparations éthérées ont été nécessaires pour combattre des symptômes nerveux fort intenses.

Dans la pourriture d'hôpital, comme je l'ai observé depuis dans le typhus, des sueurs profuses dissipaient quelquefois rapidement les symptômes généraux et jugeaient complètement la maladie. Ces crises spontanées m'ont paru indiquer et justifier l'emploi des moyens propres à dépurer l'économie, à modifier l'état général avant l'emploi de tout traitement local ou l'emploi simultané des moyens locaux et généraux, lorsque la marche de la pourriture était rapide et des accidents graves imminents.

Dans les cas sporadiques de pourriture d'hôpital, le traitement est simple et facile, tous les moyens réussissent. Dans les circonstances graves, au milieu de l'encombrement, et dans des conditions hygiéniques mauvaises qu'on ne peut changer, tous les

moyens échouent, le traitement est hérissé de difficultés et entouré d'écueils. Dans les conditions où
nous nous trouvions, il faudrait une grande expérience pratique, un grand sens médical, pour saisir
l'ensemble des indications, pour faire une thérapeutique judicieuse et efficace, pour changer à propos les méthodes et les moyens de traitement; il faudrait avoir l'expérience des situations difficiles, qui
rend la tâche moins pénible, qui dispense des hésita-
tions et des tâtonnements toujours préjudiciables aux
malades, et qui permet de tirer tout le parti possible
des ressources présentes; mais il faudrait surtout
avoir la liberté d'action, sans laquelle rien ne se fait
en temps opportun.

Comme topiques, nous avons essayé la multitude
des agents préconisés par les auteurs : l'alcool camphré, le vin aromatique, le vinaigre camphré, le vinaigre aromatique, l'acétate de plomb, une solution
saturée de sulfate de zinc et de sulfate d'alumine, le
jus de citron, la térébenthine, la poudre de cantha-
rides, la poudre de quinquina, de charbon, l'alun
calciné, le camphre, l'onguent mercuriel, etc.; toutes
ces substances ont été employées isolément, sous
plusieurs formes, quelques unes mélangées dans
des proportions variées. Il n'en est peut-être pas
une seule qui n'ait été plus ou moins utile, mais
jamais assez efficace pour produire une modification suffisante et une guérison complète. Les cataplasmes simples ou opiacés ont souvent calmé les
douleurs vives et brûlantes qu'éprouvaient certains
malades; les chlorures de soude et de chaux employés comme topiques avaient une action positive,
réelle, très efficace, lorsqu'ils étaient appliqués en
temps opportun, mais surtout après l'emploi des
modificateurs locaux énergiques.

Comme caustiques liquides, j'ai employé l'azotate
acide de mercure, qui n'a jamais rien produit de
merveilleux. Les acides azotique, chlorhydrique et
sulfurique arrêtaient pendant 24 ou 36 heures la

marche de la pourriture, qui continuait ensuite à s'étendre en largeur et en profondeur; dans les cas graves, ils n'avaient aucune action efficace.

La teinture d'iode, bien supérieure à tous les moyens que je viens de mentionner, a suffi dans quelques cas peu graves, sur les plaies superficielles; mais elle est restée complètement impuissante dans les autres.

Le cautère actuel, si vanté, m'a paru d'une efficacité bien supérieure à celle de tous les caustiques liquides ou solides; je l'ai vu réussir plusieurs fois, arrêter promptement et complètement la marche de la pourriture; mais je ne lui ai jamais vu produire les merveilles sur lesquelles je comptais : je crois cependant l'avoir employé avec toute la hardiesse et toute l'énergie nécessaires pour le faire réussir. Les conseils donnés par les auteurs qui ont le plus vanté ce moyen, surtout par Delpech, sont le plus souvent impossibles à suivre. L'étendue des surfaces à cautériser, le voisinage des gros vaisseaux, des articulations, des nerfs, des cavités splanchniques ou d'autres parties importantes, ne permettent pas de pousser la cautérisation assez loin en largeur et en profondeur pour détruire toutes les parties contaminées, condition indispensable, sans laquelle il n'y a pas de réussite possible. Comment absterger et cautériser suffisamment les trajets obliques et sinueux qui parfois traversent toute l'épaisseur d'un membre volumineux? Comment atteindre des tissus contaminés au fond de toutes les anfractuosités d'un moignon gonflé, et surtout les traînées purulentes et gangréneuses qui remontent souvent très-haut dans les interstices musculaires? La chose n'est sans doute pas impossible; mais alors ce n'est plus une opération chirurgicale, c'est une espèce de carbonisation humaine qui ne sera jamais du goût de tout le monde.

Les grandes incisions pour mettre à découvert les parties profondes atteintes de pourriture et les ren-

dre accessibles au cautère actuel, sont faciles à con-
seiller, mais elles ne m'ont jamais paru faciles à pratiquer, et je trouve qu'il faut plus que de la hardiesse
pour les faire suffisamment longues et profondes. Le
cautère actuel est incontestablement un moyen actif,
énergique et puissant, qui réussit souvent lorsqu'il
est employé convenablement et en temps opportun ;
mais il ne faut pas lui demander plus qu'il ne peut
donner ; il ne réussit pas toujours, même dans des
cas en apparence très-simples ; il est loin d'être le
spécifique de la pourriture d'hôpital, comme le pen-
sait Delpech. Souvent il est d'une application impossible, et quelquefois dangereuse. Sans doute il faut
l'employer avec confiance, hardiesse et certitude,
mais jamais avec imprudence et témérité. Il ne faut
pas, dit-on, se laisser arrêter par des obstacles qu'on
peut souvent surmonter, par des accidents possibles
qu'il est toujours dangereux de provoquer, mais auxquels on peut remédier, comme l'ouverture d'un
vaisseau, même celle d'une articulation, accidents de
peu d'importance en comparaison des dangers qui
menacent le malade. J'avoue qu'en pareille circonstance je reculerai toujours devant la crainte d'ouvrir
un vaisseau volumineux ou une articulation importante, devant la cautérisation possible d'un tronc
nerveux, parce que, même en le faisant, on n'est
jamais sûr de réussir, et qu'alors on ne fait qu'aggraver l'état du malade.

Le perchlorure de fer est le moyen qui m'a réussi
le plus souvent et le plus complètement contre la
pourriture d'hôpital ; je regrette d'avoir reconnu trop
tard tous les avantages que la chirurgie peut retirer
de ce précieux agent thérapeutique. Sa forme liquide
le rend succeptible d'être employé dans tous les cas
donnés, surtout dans ceux où l'emploi du cautère
actuel est impossible ou dangereux par le voisinage
d'organes importants qu'il faut ménager. Quoiqu'en
somme plus douloureux que le fer rouge, son emploi est moins effrayant ; il agit comme désinfectant,

et comme un puissant modificateur de la plaie et des tissus voisins dans un rayon étendu ; il modifie profondément et énergiquement les tissus sans les détruire, sans produire aucune perte de substance ; avantage inappréciable dans le voisinage des articulations, des nerfs et des vaisseaux.

Lorsque la thérapeutique a été impuissante, lorsqu'on ne peut plus compter sur un effort salutaire de l'organisme, lorsque les désordres locaux sont étendus, les tissus désorganisés au loin et profondément, l'existence du malade sérieusement menacée, il ne reste plus que l'amputation comme dernière ressource, si le siège, les limites du mal et les forces du blessé permettent encore de tenter cette dernière chance de salut.

Nous avons pratiqué trente amputations pour cause de pourriture d'hôpital : quatorze des amputés sont morts, douze d'infection purulente, et deux de gangrène avec emphysème ; seize ont guéri. Chez un seul de ces trente amputés, la pourriture a récidivé peu de jours après l'opération ; aucun de ceux qui ont succombé n'est mort par le fait immédiat de la pourriture d'hôpital.

Ces trente amputations ont été faites dans trois conditions différentes : 1° après un traitement prolongé, des accidents graves, les blessés étant déjà très-affaiblis et très-amaigris ; 2° après un traitement prolongé, des accidents graves, l'état général étant encore bon ; 3° peu de temps après la manifestation de la pourriture, lorsqu'elle se déclarait dans des plaies déjà très-graves par leur siège et leur étendue, ou compliquées de fracture qui n'avait pas paru nécessiter une amputation immédiate. Les amputations faites dans les trois conditions que je viens d'énumérer ont donné, et devaient nécessairement donner des résultats différents. Si, dans les circonstances difficiles, on avait toute l'expérience pratique nécessaire pour juger promptement et sainement, si surtout on avait l'autorité scientifique suffisante pour savoir oser, on pourrait prévenir bien des accidents, et sauver la vie à beaucoup de blessés.

Lorsque les accidents généraux, après avoir été très-graves, ont diminué d'intensité; lorsque la constitution du blessé n'est pas par trop débilitée, quel que soit le mauvais état de la plaie, et même des parties voisines, il ne faut pas craindre d'opérer ; dans ce cas, il y a encore de grandes chances de succès.

Dans les cas plus graves, lorsque les accidents généraux sont calmés, quels que puissent être le mauvais état de la plaie et l'étendue des désordres, l'amaigrissement et l'épuisement du blessé, s'il lui reste assez de forces pour supporter une opération praticable, il faut la faire, et je suis persuadé que dans ces cas désespérés on sauvera encore quelques malades. Dans ces conditions en apparence très-défavorables, l'économie semble avoir éprouvé une dépuration salutaire qui met le blessé à l'abri de toute récidive ; tout le mal paraît concentré dans la partie désorganisée, dont l'ablation est suivie d'une guérison prompte et facile et d'une reconstruction de tout l'organisme. Le fait suivant est de nature à prouver que, dans ces cas extrêmes, il ne faut pas désespérer trop tôt, et qu'il faut, au contraire, poursuivre le mal avec persévérance. Le 10 octobre 1855, une amputation partielle de la main, faite sur un sergent de grenadiers, blessé depuis le 8 septembre, fut suivie de pourriture d'hôpital avec symptômes généraux très-graves, à marche rapide. Douze jours après la première amputation, j'ai pratiqué la désarticulation du poignet dans des conditions locales satisfaisantes, sinon complètement bonnes. Dix jours après cette seconde amputation, la pourriture reparaît dans le moignon, s'étend rapidement, et désorganise tout l'avant-bras.

Après des accidents locaux et généraux très-graves, des souffrances vives et prolongées, le blessé arrive à un état de maigreur voisin du marasme, avec une escharre au sacrum, une plaque gangréneuse sur l'épine de l'omoplate, et une excoriation étendue au grand trochanter. Désespéré de voir son état empirer journellement; il se soumet avec calme et résignation à une troisième amputation, qui fut faite le 5 décembre dans l'articulation du coude. La pourriture n'a pas reparu; sa plaie s'est cicatrisée rapiment. Ce sous-officier, que j'ai retrouvé à Versailles, est actuellement bien rétabli, et vient d'obtenir sa pension de retraite.

Je crois qu'il convient encore de diviser les amputations faites pour cause de pourriture d'hôpital, en primitives et consécutives : les premières ont été faites deux ou trois jours après le début de la pourriture pulpeuse, qui, sévissant avec intensité sur des plaies déjà très-graves, menaçait de s'étendre rapidement, et aurait plus tard nécessité l'amputation dans la continuité, sur un point plus rapproché du tronc. Pour profiter de l'articulation immédiatement supérieure, trois fois j'ai amputé dans des tissus déjà engorgés. Une fois la pourriture reparut dans le moignon après l'opération, et nécessita la désarticulation du coude, suivie de guérison (le fait cité plus haut). Dans les deux autres cas, la pourriture n'a pas reparu dans le moignon, malgré la persistance des symptômes généraux, qui ont duré encore plusieurs jours, et qui ont été jugés par des sueurs profuses : les deux malades ont guéri.

Lorsqu'on croit devoir amputer peu de temps après l'apparition de la pourriture, il faut d'abord insister fortement sur le traitement général, et n'opérer que si la constitution du blessé permet d'agir encore activement après l'amputation.

Je crois les amputations primitives moins bonnes et moins sûres que celles qui sont pratiquées après la chute des symptômes généraux et la suspension de la désorganisation locale ; on ne doit y recourir que forcé par des considérations impérieuses; qui

se tirent de l'état des blessés, de la gravité de la lésion, de l'extension rapide du mal, et des circonstances au milieu desquelles on se trouve. Trois fois
j'ai désarticulé immédiatement pour ne pas être obligé
plus tard de faire une amputation dans la continuité
qui, suivant toutes les probabilités, aurait été
suivie d'infection purulente.

Les amputations consécutives ont été pratiquées
après la chute des accidents généraux, la délimita-
tion de l'altération locale, ou lorsque la pourriture
persistait à l'état chronique. Les unes avaient pour
but d'enlever une partie complètement désorganisée,
tombant en fonte putride; les autres, de retrancher
d'énormes surfaces traumatiques dont la réparation
paraissait impossible. Mais, dans ces deux cas, les
malades étaient tellement affaiblis par la souffrance
et la suppuration, qu'ils n'échappaient le plus souvent à la pourriture d'hôpital que pour tomber dans
l'infection purulente.

Infection purulente.

Dix jours après l'arrivée des blessés de la bataille
de l'Alma dans les hôpitaux de Constantinople, on
observait déjà sur plusieurs amputés la manifestation
évidente des phénomènes d'infection purulente, qui
prit rapidement une extension croissante et en fit
mourir beaucoup dans la dernière quinzaine d'octobre.

L'hôpital de Canlidjé, situé sur la rive asiatique
du Bosphore, reçut les 24, 25 et 26 septembre 1854
à peu près deux cents blessés, dont le plus grand
nombre étaient atteints de lésions graves du tronc
et des extrémités inférieures, avec fracture et broie-
ment des os. Le 6 octobre, bien que l'hôpital fût
dans d'excellentes conditions, je trouvai tous les
blessés atteints de lésion osseuse déjà sous l'influence
de l'intoxication purulente; plusieurs amputés
étaient morts ou mourants de cette affection, qui a

7

sévi fortement pendant tout l'automne, beaucoup
moins pendant l'hiver, encore moins au printemps.
Mais la reprise des hostilités ayant ramené un grand
nombre de blessés et produit un encombrement
permanent pendant tout l'été, l'infection purulente
a de nouveau sévi avec une intensité déplorable et
fait périr la plus grande partie de nos amputés. Pendant tout l'automne de 1855, malgré le petit nombre des blessés restants dans les hôpitaux , malgré
la cessation des hostilités, la diminution des fatigues
et du nombre des malades, elle a continué de faire
de nombreuses victimes, en frappant des constitutions complètement épuisées, des hommes atteints
de lésions graves et depuis longtemps alités ; jusqu'à la fin de la campagne, elle a été la principale
cause de la mortalité pour les blessés et les amputés.

L'infection purulente a régné endémiquement
dans les hôpitaux de Constantinople depuis l'arrivée
des premiers blessés jusqu'à la fin de la campagne.
L'armée de Crimée, placée dans des conditions exceptionnelles, soumise à des influences spéciales qui
ont agi sur elle d'une manière continue et prolongée, a été décimée par des affections peu nombreuses, bien déterminées, circonscrites dans un
cadre nosologique peu étendu, qui leur donnait véritablement le cachet d'une constitution médicale
particulière, dont l'infection purulente n'a été
qu'une des manifestations les plus fréquentes et les
plus fâcheuses. Mais cette affection, comme la pourriture d'hôpital, a eu pour causes actives, immédiates et prochaines, l'appauvrissement de la constitution et l'intoxication miasmatique ; aussi ces deux
affections ont régné en tout temps, en toute saison,
et indépendamment des influences atmosphériques,
qui n'ont agi que secondairement et d'une façon in-
directe.

L'encombrement et l'atmosphère méphitique de
nos hôpitaux ont été indubitablement les princi-

pales causes de l'infection purulente. Ces deux
causes, déjà très-actives et très-puissantes par
elles-mêmes, et susceptibles de produire seules de
nombreux accidents, dans des conditions plus favorables, ont acquis un surcroît d'énergie par leur
action continue et prolongée sur des organismes appauvris, exsangues, défibrinés ; sur des constitutions
énervées, épuisées par les privations, les fatigues,
l'ennui, la mauvaise nourriture, le scorbut, et par
l'ensemble de toutes les causes dépressives qui agissent si puissamment sur l'homme de guerre. Toutefois, ces deux causes principales ne doivent pas
supporter toute la responsabilité des accidents produits, accidents si rapidement développés et si généralisés, qu'ils prouvent de la manière la plus évidente
l'existence d'aptitudes morbides spéciales, par suite
des conditions physiologiques mauvaises dans lesquelles se trouvaient les soldats de Crimée.

Beaucoup de blessés et d'amputés, embarqués immédiatement ou peu de temps après l'accident, et
arrivés à Constantinople deux ou trois jours plus
tard, présentaient déjà, à leur entrée à l'hôpital,
tous les symptômes de l'intoxication purulente la
mieux caractérisée, et ne tardaient pas à succomber.
Les cas de cette nature étaient nombreux, fréquents,
s'observaient aussi bien sur les blessés conservant
encore tous les signes physiques de la force et de la
santé, que sur les blessés épuisés et détériorés ; sur
les Russes comme sur les Français, car les conditions étaient aussi mauvaises d'un côté que de l'autre. Il y avait communauté de fatigues, de périls et
de privations ; les mêmes causes ont produit les
mêmes effets dans l'armée assiégée et dans l'armée
assiégeante. Ainsi, après la bataille de Tracktir,
livrée le 16 août, nous avons reçu le 20 et le 21
cent cinquante blessés russes et français : tous ceux,
et c'était le plus grand nombre, qui n'avaient pas
été amputés immédiatement, étaient déjà sous l'influence de l'intoxication purulente, assez prononcée

sur plusieurs pour rendre toute opération impossible, ou au moins inutile.

L'infection purulente n'a pas sévi seulement sur les amputés, mais sur tous les blessés atteints de lésions des parties molles, surtout lorsque celle-ci était compliquée d'une lésion osseuse, si minime qu'elle fût, contusion ou dénudation. Toute lésion osseuse un peu grave des extrémités inférieures abandonnée aux ressources de la nature était inévitablement et plus ou moins promptement suivie d'infection purulente, suivant la saison, l'encombrement et la résistance individuelle. Si quelques organismes privilégiés, malgré un séjour prolongé dans les hôpitaux, au milieu de l'atmosphère miasmatique qui les enveloppait, sont restés réfractaires aux atteintes du mal, les faits de cette nature ont été si rares, qu'on ne peut les regarder que comme d'heureuses exceptions qui ne détruisent pas la règle, malheureusement confirmée par une multitude de faits contraires. Pendant les six mois d'été, de tous les blessés atteints de lésion osseuse grave des extrémités inférieures, un seul, ayant une fracture comminutive du tiers supérieur de la cuisse par éclat d'obus, a résisté aux accidents qui ont fait périr tous les autres. Après un séjour de plus de sept mois à l'hôpital, il a été évacué sur France. La consolidation paraissait solide, mais elle était très-irrégulière; le membre était raccourci de huit à dix centimètres; la plaie située à la partie postérieure de la cuisse restait fistuleuse, la constitution était très-altérée, l'amaigrissement extrême, la décoloration complète, l'état des principales fonctions peu satisfaisant.

Les lésions osseuses de la tête et de la face ont été relativement moins souvent suivies d'infection purulente; celles de la poitrine plus souvent; celles du bassin à peu près constamment. Les fractures de la diaphyse des os longs déterminaient rapidement l'intoxicaton purulente, qui rendait ensuite toute opération inutile ou nuisible par l'activité qu'elle imprimait à la marche de l'affection. Les fractures articulaires, les fractures ou les contusions de la partie spongieuse étaient peut-être moins promptement, mais aussi inévitablement suivies d'accidents mortels aux pieds et aux mains; la moindre lésion osseuse était en peu de temps suivie d'un engorgement pâteux sub-inflammatoire, qui envahissait d'emblée les parties profondes, gagnait rapidement toutes les articulations, rendait inutiles ou insuffisantes les amputations partielles, et nécessitait presque toujours l'ablation complète de la main ou du pied, dont le sacrifice était souvent fait trop tard.

Quand l'empoisonnement préexistait à l'amputation, sans s'être manifesté par aucun symptôme grave, l'opération, loin d'enrayer la marche de l'infection purulente, accélérait le plus souvent le développement des symptômes généraux et précipitait la mort des malades, placés dans la triste alternative d'abandonner des blessés voués à une mort certaine, ou de pratiquer une opération inutile.

Bien souvent nous avons opéré avec la réserve et la timidité que donne un diagnostic incertain et la crainte de nuire. Si nous avons réussi quelquefois, de nombreux insuccès nous ont prouvé toute la puissance d'une affection insidieuse, qui empoisonne sourdement l'organisme et ne se manifeste que pour braver les efforts inutiles d'une thérapeutique impuissante.

Dans les hôpitaux de Constantinople comme partout, les causes de l'infection purulente ont été prédisposantes et déterminantes; mais les premières ont eu une influence très-puissante, et je suis bien convaincu que dans des conditions hygiéniques meilleures on aurait encore eu de nombreux insuccès à déplorer.

L'épuisement et l'état scorbutique dans lequel se trouvaient beaucoup de blessés, l'altération du système sanguin, les hémorrhagies fréquentes et répétées ont été des causes prédisposantes très-actives, et ont puissamment favorisé le développement des accidents purulents.

Toutes les fois que la pourriture d'hôpital a nécessité l'amputation, les blessés étaient fortement débilités, et prédisposés d'une manière toute particulière à l'intoxication purulente, puisque, sur trente amputés pour cette cause, il y a eu douze morts par pyohémie sur quatorze décès.

Sur 490 amputés dans la continuité, 192 sont morts d'infection purulente, soit 2,55 ou un sur deux et demi.

Sur 149 amputés dans la contiguïté, 32 sont morts d'infection purulente, soit 4,65 ou un sur quatre et deux tiers.

D'après ce résultat comparatif, il est bien évident que l'amputation dans la continuité était une condition fâcheuse, qui doit aussi compter comme une cause prédisposante réelle, beaucoup plus puissante que l'amputation dans la contiguïté. Mais l'action de toutes les causes prédisposantes a été puissamment secondée par la fâcheuse préférence que tous les chirurgiens de l'armée d'Orient ont accordée à la réunion immédiate, qui ne réussissait presque jamais et causait presque toujours des complications souvent impossibles à prévenir et toujours très-difficiles à combattre. Les succès faciles que l'on obtient en Afrique par la réunion immédiate doivent supporter une grande part de la responsabilité des accidents qu'elle a déterminés en Crimée et dans les hôpitaux de Constantinople.

Les deux causes déterminantes les plus immédiates ont été la phlébite et l'ostéo-myélite, mais dans des proportions très-différentes, qui méritent d'être soigneusement notées, malgré la similitude des résultats. Dans les premiers temps, l'inflammation des veines du membre amputé a été assez fréquente, et portait presque toujours uniquement sur la veine principale du membre, dont l'extrémité béante plongeait dans le foyer purulent ; rarement les veines collatérales, même les plus rapprochées de la surface de section, présentaient des traces d'inflammation suppurative. Plus tard, la phlébite a été moins fréquente, et dans les six mois précités, sur 228 amputés morts d'infection purulente, je puis affirmer, d'après les nombreuses autopsies que j'ai faites et celles que j'ai vu faire, que cette complication n'a pas existé une fois sur dix. Presque toujours l'infection purulente était le résultat de l'ostéo-myélite seule, qui le plus souvent marchait lentement, sourdement et empoisonnait l'économie sans manifestation locale immédiatement appréciable. Très rarement la phlébite existait seule; presque toujours elle était compliquée d'ostéo-myélite peu avancée, parce que dans ce cas la marche de l'infection était très-rapide.

Le développement de la phlébite, comme de l'ostéo-myélite, ne s'est jamais manifesté par des caractères tranchés, évidents; les douleurs locales étaient peu fortes, n'avaient rien de pathognomonique; l'appareil fébrile était toujours continu, mais sans force, sans réaction énergique; l'état général annonçait une altération profonde très-grave de l'organisme. Mais, excepté la marche de l'affection, toujours très-rapide dans la phlébite, un peu plus lente ou tout à fait chronique dans l'ostéo-myélite, il n'y avait aucun symptôme local ni général pour faire diagnostiquer l'une plutôt que l'autre; il y avait des présomptions, jamais de certitude. Ainsi, je n'ai rencontré la phlébite que sur des hommes bien conservés, encore forts, et en apparence vigoureux; tandis que l'ostéo-myélite semblait le triste partage des constitutions appauvries, détériorées, qui ne paraissaient plus susceptibles d'affections aiguës.

Cependant, j'ai vu souvent aussi l'ostéo-myélite seule, sur des malades bien conservés, imprimer à l'infection purulente une marche aiguë, rapidement mortelle, mais moins rapidement que dans le cas de phlébite.

L'infection purulente m'a toujours paru précédée

d'une période d'intoxication, dont la durée ne peut être fixée que d'une manière approximative, parce que rien n'indique le moment où le pus commence à pénétrer dans le système sanguin ; parce que les aptitudes morbides et la résistance organique varient suivant chaque individu, et probablement aussi parce que le mode d'infection n'est pas toujours le même sur beaucoup d'amputés. Sur la plupart des blessés atteints de lésions osseuses, l'intoxication purulente existait déjà manifestement à leur entrée à l'hôpital, et se révélait par la pâleur de la face, l'indifférence, l'hébétude, la somnolence, l'inertie de toutes les fonctions, la faiblesse et la mollesse du pouls, la chaleur et l'aridité de la peau. Dans ce cas, l'amputation prévenait rarement la catastrophe, et la temporisation était promptement suivie de tous les symptômes caractéristiques de l'infection purulente.

Quelle qu'ait été la durée de l'intoxication, lorsque l'infection purulente se manifestait par ses symptômes caractéristiques, elle présentait dans sa marche deux états bien distincts, par sa durée, son intensité, et surtout par les altérations pathologiques : l'état aigu et l'état chronique. Dans la forme aiguë, les accidents, une fois développés, s'aggravaient d'une manière rapide, progressive et continue ; on n'observait jamais de rémission, de temps d'arrêt. Dans la forme chronique, au contraire, quelquefois après un début orageux qui faisait craindre une terminaison promptement funeste, tous les symptômes généraux graves se calmaient, et les malades, sans être dans un état complètement rassurant, donnaient l'espoir d'une amélioration plus prononcée et d'une guérison possible. Mais bientôt les symptômes reparaissaient sous une forme qui, pour être moins menaçante, n'en était pas moins grave, et avait toujours pour terminaison une mort inévitable, après des alternatives répétées et des souffrances prolongées.

Forme aiguë. — Rarement l'état aigu se déclarait immédiatement après l'opération, qui, presque toujours, était suivie d'une amélioration sensible, mais de courte durée. Après quatre, cinq ou six jours, quelquefois plus tard, survenait un gonflement médiocre du moignon, très-douloureux au toucher, accompagné d'un appareil fébrile le plus ordinairement faible et en apparence peu grave. Puis l'infection débutait subitement par des frissons intenses, de longue durée, avec tremblement et refroidissement de tout le corps, suivis d'une réaction plus ou moins forte et de sueurs abondantes. On observait quelquefois, mais rarement, des vomissements muqueux ou mucoso-bilieux ; plus rarement encore de la diarrhée au début. Les mêmes symptômes se reproduisaient plusieurs jours de suite à la même heure, avec une certaine périodicité et une intensité décroissante. Bientôt ils revenaient plusieurs fois dans les 24 heures, et ne consistaient plus qu'en frissons vagues, irréguliers, sans refroidissement général prononcé ; la sueur, moins abondante, devenait souvent continue, ensuite irrégulière, intermittente, quelquefois profuse dans les derniers jours. La peau, d'abord pâle et terreuse, prenait insensiblement une teinte plombée, subictérique, de plus en plus foncée, qui souvent allait jusqu'au jaune citron le plus prononcé, lorsqu'il se formait des abcès dans le foie, lésion qui se rencontrait souvent. Les malades, d'abord fatigués par les frissons, affaiblis par la transpiration et les progrès du mal, tombaient dans la somnolence avec rêvasseries, subdélirium. Le délire était le plus souvent calme et tranquille, assez souvent avec loquacité, quelquefois avec cris et agitation de nature à nécessiter l'emploi de la camisole de force. La toux était le plus souvent peu forte, peu douloureuse ; l'expectoration peu abondante, presque toujours muqueuse et blanchâtre ; la respiration, presque toujours libre et facile dans les premiers jours, s'embarrassait ensuite de plus en plus, devenait

fréquente, quelquefois pénible, rarement anxieuse. Il
ne m'est pas arrivé fréquemment d'observer des douleurs pleurétiques assez fortes pour attirer l'attention
des malades et motiver une médication locale.

Excepté dans les cas d'épanchement pleurétique
un peu abondant, ce qui était l'exception, la percussion était toujours sonore en avant et sur les côtés, plus ou moins mate en arrière dans les derniers
jours seulement. L'auscultation faisait entendre des
râles muqueux, sous-crépitants, quelquefois tout à
fait crépitants le long des gouttières vertébrales;
quelquefois une respiration bronchique, et parfois
un souffle tubaire très-retentissant; mais elle n'a
jamais fourni aucun signe caractéristique des abcès
métastatiques, qui, en somme, ne peuvent se diagnostiquer que par les signes rationnels et les troubles
fonctionnels de la respiration.

Les douleurs articulaires, suivies de gonflement
et d'épanchement purulent, ont été rares dans l'infection aiguë par phlébite; le plus souvent, lorsqu'il
y avait ostéo-myélite seule, une ou plusieurs articulations se remplissaient de matière purulente sans
symptômes locaux bien évidents; plusieurs fois j'ai
constaté à l'autopsie l'intégrité d'articulations qui
avaient été fort douloureuses avant la mort.

Le trouble des fonctions digestives, comme celui
des fonctions respiratoires, allait toujours en empirant : d'abord, inappétence, anorexie, bouche amère,
pâteuse, quelquefois des vomissements muqueux,
même bilieux, soif plus ou moins forte, urines rares,
épaisses, boueuses, très odorantes, souvent blanchâtres; presque toujours de la constipation dans le
commencement; plus tard de la diarrhée quelquefois,
rarement forte et persistante, avec absence complète
de coliques.

Les malades finissaient par tomber dans l'adynamie, la prostration la plus complète, avec refroidissement, pouls filiforme, accéléré et tremblotant, soubresauts des tendons, et quelquefois agitation spas-

modique des extrémités; la durée de la dernière période était presque toujours proportionnelle à la durée de l'affection.

. Du côté de la plaie, on observait une diminution progressive et quelquefois rapide du gonflement du membre et du moignon; la suppuration, toujours peu abondante, séreuse et fétide, tarissait complètement. Lorsque la phlébite existait sans complication d'ostéo-myélite, il n'y avait pas ou peu de rétraction des chairs ni des lambeaux, qui souvent restaient affrontés; mais la surface de section était pâle, blafarde, grisâtre, presque toujours desséchée. Malgré la disparition rapide du gonflement, je ne me rappelle pas avoir senti une seule fois d'une manière bien distincte le cordon dur et résistant formé par les veines suppurées; on n'observait jamais sur leur trajet d'engorgement rougeâtre, douloureux à la pression. La marche de l'infection purulente aiguë a été quelquefois très-rapide; les extrêmes ont été de quatre à trente jours au plus.

Altérations anatomo-pathologiques de l'infection purulente aiguë.

Les altérations anatomo-pathologiques étaient celles que l'on trouve partout : épanchements pleurétiques plus ou moins abondants, abcès métastatiques plus ou moins volumineux, en nombres variables dans les lobes inférieurs des poumons, surtout le long de leur bord tranchant. Nous avons trouvé tous les degrés, depuis la simple ecchymose jusqu'à la collection purulente. Fréquemment on rencontrait de nombreux abcès métastatiques à la surface du foie, et quelquefois de vastes collections dans l'épaisseur de l'organe. Le pus des abcès métastatiques était presque toujours d'un blanc grisâtre, peu consistant; les collections étaient ordinairement composées de sérosité purulente verdâtre, tenant en suspension des matières floconneuses grisâtres ou jaunâtres. Les abcès métastatiques ont été très-rarement trouvés dans les autres organes; j'en ai rarement rencontré dans les muscles. Une seule fois, nous avons trouvé une tumeur purulente développée dans les mailles stratifiées du fascia lamelleux qui sépare les plans musculaires profonds de la région sterno hyoïdienne droite. Cette tumeur, du volume d'un œuf de poule, un peu aplatie, avait altéré le périchondre du cartilage thyroïde ; elle comprimait le larynx et gênait beaucoup la phonation dans les derniers jours. Les collections purulentes articulaires ont été rencontrées rarement lorsqu'il n'y avait que phlébite ; elles étaient, au contraire, fréquentes dans les cas d'ostéo-myélite. La partie postérieure des poumons était toujours le siège d'un engorgement hypostatique plus ou moins prononcé, allant quelquefois jusqu'à l'hépatisation, souvent compliquée d'infiltration purulente disséminée ; la totalité du parenchyme pulmonaire était souvent engouée. Dans le cas de phlébite, l'inflammation portait presque toujours et seulement sur la veine principale du membre, rarement sur les veines d'un calibre moindre ; je ne l'ai jamais rencontrée sur les veines du troisième ordre. Les parois veineuses étaient plus ou moins épaisses, mais jamais assez distendues pour former un cordon résistant, noueux, appréciable au toucher à travers les téguments. Elles étaient presque toujours un peu aplaties, déprimées, et masquées par l'engorgement œdémateux du tissu cellulaire voisin L'altération et l'épaississement des parois veineuses, très-prononcés à leur extrémité inférieure, diminuaient insensiblement en remontant, et se terminaient à une hauteur variable, rarement d'une manière brusque, presque toujours par une dégradation insensible, sans limites nettement tranchées. Souvent l'altération de la veine principale n'existait que dans l'étendue de quelques centimètres à partir de la plaie. Dans l'intérieur de la veine enflammée, on trouvait assez rarement des caillots sanguins toujours mous, pâles, décolorés, et jamais adhérents aux parois du vaisseau ; encore plus rarement du pus louable, jaunâtre, bien lié ; mais presque toujours une bouillie sanieuse ou terreuse grisâtre, plus ou moins purulente, parfois noirâtre et un peu poisseuse. La membrane interne était presque toujours d'un blanc sale, grisâtre, ardoisé, présentant quelquefois des petites plaques isolées d'un rouge brun ; son épaississement et sa coloration morbide étaient presque toujours limités par un cercle bien dessiné. J'ai très-rarement trouvé une altération sensible des collatérales qui venaient se déverser dans la veine principale enflammée ; mais très-souvent les plus grosses veines, surtout la veine principale du membre, quoique parfaitement intactes, ne présentant aucune trace d'inflammation, contenaient une matière purulente grisâtre plus ou moins liée, quelquefois sanieuse, rougeâtre, depuis leur extrémité inférieure plus ou moins béante à la surface du moignon, jusqu'aux premières collatérales et quelquefois plus haut ; l'orifice inférieur était plus ou moins béant, suivant le degré de dessèchement de la plaie et de condensation des parties molles dans l'état aigu, lorsque les malades mouraient peu de temps après l'amputation ; cet orifice était le plus souvent largement ouvert et en communication directe avec la surface de la plaie. A une époque plus éloignée, l'orifice des veines était plus ou moins aplati, mais jamais cicatrisé.

Les vaisseaux lymphatiques, depuis le moignon jusqu'aux ganglions voisins, étaient presque toujours très-développés, parfois très-gros, et restaient béants lorsqu'on les coupait en travers ; mais je n'ai jamais trouvé de pus dans leur intérieur.

Lorsque l'ostéo-myélite existait seule ou comme complication, les phénomènes métastatiques étaient les mêmes que ceux que je viens de décrire ; mais les parties molles du moignon étaient plus rétractées, plus flétries, plus noires ; le périoste se décollait dans une étendue variable ; la moelle était gonflée, d'un rouge violacé lie-de-vin, dense et comme solidifiée ; dans son intérieur ou à sa surface on trouvait du pus infiltré ou déjà réuni en foyer. Dans un état plus avancé, le volume de la moelle était moindre, d'un blanc grisâtre plus ou moins sale ; sa consistance semblait diminuée, et l'extrémité du canal était souvent déjà vide dans une certaine étendue. A un degré plus avancé encore, le tissu de la moelle devenait noir, diffluent, et répandait une odeur infecte d'eau de macération lorsque la rétraction des parties molles avait largement dénudé le bout de l'os et donné un libre accès à l'air atmosphérique. J'ai très-rarement vu dans la première période de l'ostéo-myélite la moelle faire hernie à l'extrémité du canal médullaire; dans ce cas, la portion herniée était presque toujours molle, diffluente, et tombait vite en fonte putride.

Dans la phlébite comme dans l'ostéo-myélite, les grosses veines étaient toujours pleines de sang noir, granulé, diffluent, quelquefois poisseux. Rarement on trouvait dans le cœur des caillots sanguins, qui étaient toujours peu volumineux, mollasses, décolorés, sans consistance, transparents et gélatiniformes. L'amaigrissement était sensible, rarement très-prononcé, jamais extrême, et toujours sans escharres sur les saillies osseuses.

Forme chronique. — La forme chronique a quelquefois succédé à la forme aiguë, par suite de la médication employée ou par les seuls efforts de la nature; mais dans la grande majorité des cas elle a débuté d'emblée.

Lorsque l'état chronique succédait à l'état aigu, le mouvement fébrile disparaissait plus moins complètement, les sueurs s'arrêtaient, le trouble primitif des fonctions respiratoires se dissipait presque toujours en entier et assez rapidement, le sommeil redevenait calme et réparateur, la plaie prenait un meilleur aspect, et la suppuration plus de consistance. Malgré cette amélioration réelle, le teint restait pâle, terreux, l'œil brillant, la peau sèche et rugueuse, le pouls faible et fréquent, avec un léger mouvement fébrile le soir. Malgré l'absence de diarrhée et des digestions faciles, la nutrition ne se faisait pas, la dépression des forces persistait, l'amaigrissement se prononçait, et bientôt reparaissaient, presque toujours le soir, des frissons vagues, irréguliers, suivis de sueurs nocturnes. La bouche devenait pâteuse, amère, avec dégoût pour les boissons sucrées et appétence des boissons toniques ou acidulées. La diarrhée survenait, peu abondante, sans coliques, durait quelques jours, puis s'arrêtait pour recommencer. La sueur intermittente, comme la diarrhée, recommençait alors, le plus souvent le soir et la nuit, précédée de frissons vagues, irréguliers, sans tremblement, sans refroidissement sensible. Les malades devenaient tristes, chagrins, moroses, se décourageaient, dormaient mal, mangeaient sans appétit, s'épuisaient progressivement, et tombaient dans l'état adynamique avec délire léger et peu d'agitation.

A mesure que l'état général s'aggravait, la suppuration diminuait, devenait noirâtre, sanieuse, fétide ; les chairs, en s'atrophiant, se rétractaient et laissaient l'os à nu dans une plus ou moins grande étendue. L'extrémité du canal médullaire se vidait progressivement, et ne contenait plus que quelques matières sanieuses noires et très-fétides. Après une durée variable et une agonie presque toujours prolongée, les malades mouraient très amaigris, quelquefois complètement émaciés, mais le plus souvent avant d'être arrivés au marasme. Sur quelques malades, la durée de l'affection a été fort longue ; sur plusieurs, elle a été de cent deux à cent vingt jours ; sur quelques prisonniers russes, de plus de six mois.

Lorsque l'infection purulente débutait par l'état chronique, elle était toujours, comme dans le cas précédent, la conséquence de l'ostéo-myélite seule. Le premier, le plus certain et le plus caractéristique de tous les symptômes primitifs, était la pâleur de la

face avec décoloration des lèvres et des conjonctives.
Malgré l'intégrité apparente des principales fonctions,
la figure, quelquefois légèrement œdématiée, présentait une couleur d'un blanc mat et terne ; l'œil
était brillant, sans animation, le regard exprimait
la langueur et l'anxiété. Cette décoloration constante, pour ainsi dire pathognomonique, a toujours
précédé l'apparition des symptômes locaux, qui souvent paraissaient d'une insuffisance complète pour
expliquer le développement et la gravité des symptômes généraux qui ne tardaient pas à paraître.

Quelques malades faibles, anémiques et profondément détériorés au moment du combat, se décolo-
raient complètement après l'amputation, et tombaient immédiatement dans un état de langueur et
d'affaiblissement extrême, sans réaction locale ni
générale. Le pouls restait faible et mou, un peu fréquent ; la peau était rude et sèche, sans chaleur; la
respiration calme, sans toux, sans expectoration ;
rarement il existait une légère irritation bronchique
produisant une toux faible, saccadée, suivie de l'ex-
pulsion facile de quelques mucosités blanchâtres.
Les fonctions digestives étaient languissantes, l'appétit peu prononcé, difficile et capricieux ; le ventre
restait souple, indolent, les selles faciles et assez
régulières ; souvent il y avait de la constipation. On
n'observait aucune réaction du côté du moignon,
qui présentait tout au plus un léger engorgement
œdémateux peu sensible, jamais réellement douloureux; les chairs restaient pâles, blafardes ; la plaie
ne fournissait, dans les premiers jours, qu'une sanie noirâtre remplacée ensuite par une sérosité grisâtre, à peine purulente, et toujours peu abondante.
L'affaiblissement et l'amaigrissement faisaient des
progrès continus et rapides. Les sueurs ne tardaient
pas à paraître, le plus souvent sans frissons intenses, quelquefois précédées seulement d'un léger
refroidissement des extrémités avec pouls légèrement fébrile dans la soirée ; les fonctions digestives,

déjà peu énergiques, se dérangeaient complètement ;
la perte de l'appétit était suivie de selles diarrhéiques claires, liquides, aqueuses, sans coliques ;
sous l'influence de cette légère diarrhée, les sueurs
cessaient le plus souvent, pour recommencer lorsque la diarrhée s'arrêtait ; les malades s'épuisaient
lentement, et s'éteignaient dans un état adynamique
calme, tranquille, de 30 à 60 jours après l'amputation, rarement plus tard. Le plus souvent, l'amaigrissement était très-prononcé, et l'émaciation quelquefois complète.

D'autres fois, les blessés moins épuisés, et encore
susceptibles d'une certaine réaction, supportaient
mieux l'opération, se relevaient assez rapidement,
et, au bout de quelques jours, paraissaient dans un
état satisfaisant ; mais bientôt la décoloration générale venait annoncer l'imminence des accidents,
qui ne tardaient pas à se manifester avec une intensité proportionnelle aux forces du blessé. Le moignon devenait le siége de douleurs parfois assez
vives, et d'un engorgement œdémateux remontant
plus ou moins haut ; l'extrémité de l'os paraissait
gonflée, sensible à la pression ; les malades ressen-
taient dans la longueur du membre un sentiment
de malaise, de pesanteur, avec douleurs vagues, ob-
tuses, profondes, accompagnées le plus souvent
d'une réaction assez forte, d'un appareil fébrile complet, de symptômes pectoraux prononcés, mais jamais aussi intenses que dans l'état aigu. La plaie
devenait pâle, fongueuse, la suppuration séreuse,
grisâtre, mal liée, quelquefois sanieuse, par la production de petites hémorrhagies capillaires qui se
renouvelaient souvent, qui quelquefois, évidemment artérielles et difficiles à arrêter, appauvris-
saient rapidement le système sanguin et activaient
le développement et la marche de l'infection. Celle-ci
se manifestait quelquefois par des vomissements,
toujours par des frissons intenses, prolongés, périodiques, suivis de chaleur et de sueurs abondantes ;

les frissons, après quelques jours d'une périodicité
assez régulière, revenaient ensuite à des intervalles
irréguliers plus rapprochés ; ils étaient moins intenses, moins longs, les sueurs moins abondantes ;
survenait ensuite une crise diarrhéique qui rétablissait un peu de calme et une amélioration de courte
durée. Les fonctions digestives se détérioraient rapidement ; l'appétit se perdait complètement ; les malades devenaient tristes, moroses, tombaient dans le
découragement et la prostration. Après plusieurs alternatives et des améliorations passagères, toujours
de courte durée, la diarrhée devenait continue, peu
forte, presque séreuse, souvent très-fétide, durait
longtemps et persistait jusqu'à la mort. D'autres fois
la diarrhée, cessant complètement, était remplacée
par une transpiration peu forte, mais presque continue ; ces deux états étaient parfois si tranchés, si
bien caractérisés, qu'ils imprimaient à l'affection
deux formes spéciales bien distinctes : la forme su-
dorale, et la forme diarrhéique.

Après une durée variable, mais quelquefois fort
longue, des symptômes précités, les malades, épuisés par des pertes incessantes qu'ils ne pouvaient réparer, par des souffrances peu vives mais continues,
réduits au marasme le plus complet, tombaient dans
l'adynamie, avec délire parfois aigu et forte agitation ; mais le plus souvent dans un état de subdélirium, dans un coma-vigil qui durait plusieurs jours,
et la mort arrivait sans secousses, sans plaintes,
lorsque la poitrine était intacte. D'autres fois, il y
avait une oppression sensible, même assez forte,
avec toux pénible, fatigante, qui arrachait des cris,
et rendait complètement impossible l'expectoration,
qui n'avait jamais été abondante. Certains blessés
conservaient leur connaissance jusqu'au dernier
moment, et avaient une agonie déchirante par les
plaintes et les regrets qu'ils exprimaient hautement.
Les sueurs cessaient ordinairement lorsqu'apparais-
ait le délire ; mais souvent elles persistaient jusqu'à

la fin, en devenant froides et visqueuses; quelques
malades mouraient au milieu d'une sueur profuse.
Chez tous, à mesure que les symptômes généraux
s'aggravaient, que l'amaigrissement faisait des progrès, le moignon s'atrophiait de plus en plus; la
plaie, déjà noirâtre, devenait tout-à-fait noire et se
séchait complètement; les chairs cessaient de se
rétracter; le canal médullaire, presque toujours
vide dans l'étendue de plusieurs millimètres, ne
fournissait plus aucune matière purulente, mais il
exhalait presque toujours une odeur putride, nauséabonde, très-souvent l'odeur infecte des eaux de
macération.

Chez beaucoup d'amputés de Crimée qui arrivaient pâles et décolorés, le moignon plus ou moins
gonflé, on n'observait d'autres phénomènes morbides que les sueurs, le dérangement progressif des
fonctions digestives, l'amaigrissement continu, la
dénudation du bout de l'os par la rétraction des
parties molles : ils arrivaient lentement à la mort,
sans secousses, sans plaintes, pour ainsi dire sans
douleurs.

Chez quelques amputés des membres supérieurs,
après quelques oscillations, les fonctions digestives
se ranimaient, l'appétit devenait très-exigeant; les
digestions étaient faciles; les forces se relevaient
suffisamment pour permettre un exercice quotidien;
la plaie du moignon se cicatrisait même assez vite
et régulièrement : mais le teint restait pâle; les
sueurs, sans être fortes, revenaient chaque nuit; l'as-
similation était nulle ou incomplète et enrayée par
un état morbide général latent; quelques selles
diarrhéiques jetaient tout à coup les malades dans
le délire et la prostration, suivis d'une mort rapide.

*Altérations anatomiques de l'infection purulente
chronique.*

Dans l'infection purulente chronique les altérations métastatiques ont été généralement beaucoup moins prononcées que dans la forme aiguë ; très-souvent elles manquaient complètement, n'avaient jamais existé ou avaient disparu.

La peau était toujours d'un blanc mat, sale, rugueuse, quelquefois légèrement jaunâtre, rarement d'un jaune un peu prononcé ; l'amaigrissement était sensible et allait le plus souvent jusqu'à l'émaciation la plus complète, avec escharres larges, noirâtres, desséchées sur les saillies osseuses.

La plaie du moignon était toujours d'un gris noirâtre, ou tout à fait noire ; les chairs étaient desséchées, atrophiées et rétractées au-delà du bout de l'os, qui faisait une saillie plus ou moins forte. Celui-ci était d'un blanc terne, grisâtre ou noir, décollé de son périoste dans une étendue variable, presque toujours dans toute sa circonférence. Le périoste, sensiblement épaissi, se décollait facilement dans une grande étendue en remontant, et souvent jusqu'à l'articulation immédiatement supérieure. Ce décollement se faisait tout autour, mais le plus souvent par bandes de la largeur du quart, du tiers ou de la moitié de la circonférence de l'os ; son extrémité était presque toujours vide, et ne contenait plus que quelques matières grisâtres, noirâtres ou tout à fait noires, et putrilagineuses. Dans l'intérieur du canal, la trame aréolaire était détruite dans une étendue variable, et la surface interne de l'os était aussi lisse, aussi unie que l'externe. La moelle, toujours profondément désorganisée, présentait des altérations à différents degrés, souvent isolées, mais le plus souvent réunies ; seulement chacune d'elles existait à des hauteurs variables, ou bien horizontalement d'un côté à l'autre. Quelquefois l'altération ne consistait qu'en un gonflement rougeâtre, violacé très-foncé, d'un rouge brun, avec quelques points purulents et intégrité du tissu réticulaire. D'autres fois, la moelle, diminuée de volume, ne remplissait plus le canal médullaire ; elle était pâle, blanchâtre par places, infiltrée de pus, qui était souvent réuni en petits foyers ou répandu à la surface sous forme de plaques ou de bandes irrégulières, contournant la moelle en spirales; quelquefois n'occupant qu'un côté de la moelle et remontant à une hauteur variable, souvent jusqu'à l'extrémité du canal. Dans un degré plus avancé, la moelle était noirâtre, diffluente, sans traces de pus; quelquefois elle était condensée et réduite en un cordon rouge-brun noirâtre, ou tout à fait noir, ayant la consistance d'une cire un peu molle. Lorsque ces différents degrés étaient superposés, on les trouvait de bas en haut par dégradation insensible, ou plus grave ou plus simple : quelquefois une moitié de la moelle était rouge, tuméfiée, l'autre moitié ramollie, blanchâtre et purulente ; ou bien l'altération s'arrêtait à une hauteur variable, le plus souvent elle remontait jusqu'à la partie supérieure du canal, au-dessus duquel on trouvait le tissu spongieux et la tête de l'os infiltrés de sang noir, avec des points ou des petits îlots blanchâtres qui étaient l'indice de l'infiltration purulente commençante. Dans ce cas, l'articulation était presque toujours malade, injectée, contenait de la sérosité purulente, et quelquefois du pus séreux, lactescent ou jaunâtre.

J'ai souvent trouvé de la matière purulente dans une ou plusieurs articulations, mais rarement des collections assez abondantes pour distendre les ligaments. Presque toujours l'articulation supérieure de l'os scié était altérée et quelquefois remplie de pus qui avait percé la capsule, fusé dans les parties voisines, et percé la peau en un ou plusieurs points; les cartilages avaient rarement perdu leur poli ; je ne les ai jamais vus profondément érodés, et jamais détruits jusqu'à l'os.

Dans l'infection purulente chronique, j'ai toujours constaté l'existence d'une ostéo-myélite plus ou moins étendue, plus ou moins avancée; mais je n'ai jamais rencontré aucune trace de phlébite; nous

étions trop peu commodément installés pour nous
livrer à des recherches minutieuses, patientes, la-
borieuses, et chercher la phlébite dans les radicules
veineux et dans les canalicules du tissu compacte ;
celui-ci a été plusieurs fois trouvé ramolli à différents degrés, dans une étendue variable, avec infection sanguine parfois très-forte, mais sans traces
de pus. Nous avons souvent vu le tissu spongieux
rempli de sang noir, et quelquefois infiltré de pus.
Quant aux veines d'un calibre supérieur aux veines
capillaires, je puis affirmer ne les avoir jamais trou-
vées malades dans aucune des autopsies que j'ai
faites ; quelquefois l'extrémité de l'os était recouverte de matières calcaires déposées dans une trame
cellulo-fibreuse qui fermait l'extrémité du canal médullaire ; mais la moelle n'en était pas moins altérée
et profondément désorganisée.

Presque toujours les vaisseaux lymphatiques étaient
très-développés, très apparents ; souvent ils étaient
volumineux, surtout à la cuisse et au bras, dans
le voisinage des ganglions ; leurs parois étaient
très-épaissies, rougeâtres à l'extérieur, blanchâtres
à l'intérieur ; leur canal restait souvent béant lorsqu'on les coupait en travers ; je n'ai jamais trouvé
aucune matière purulente dans leur intérieur. Presque constamment les ganglions axillaires et inguinaux étaient tuméfiés, parfois très gonflés, rougeâtres à la périphérie, blancs dans leurs parties cen-
trales ; ils étaient fermes, consistants, non ramollis,
nullement friables. L'altération des vaisseaux et des
ganglions lymphatiques était beaucoup plus prononcée dans l'état chronique que dans l'état aigu ; et
dans celui-là, sur les blessés qui mouraient à une
époque peu avancée, que sur ceux qui arrivaient au
marasme par les sueurs et la diarrhée.

Tête. — Les sinus étaient assez souvent remplis
de sang noir diffluent, sans caillots fibrineux, sans
traces d'inflammation ni de pus. Sur les parties latérales de la grande fente cérébrale, l'arachnoïde était

quelquefois opaque, épaissie, d'un blanc jaunâtre, d'une apparence purulente. Les veines qui rampent à la surface du cerveau étaient parfois remplies de sang ; mais le cerveau, quoique souvent sensiblement ramolli, n'était jamais infecté d'une manière morbide. Nous n'avons jamais rencontré dans la substance cérébrale aucun abcès métastatique, aucune trace d'infiltration purulente. Les ventricules contenaient généralement peu de sérosité, qui était presque toujours claire, limpide, rarement trouble ou opaque.

Une seule fois nous avons rencontré d'un côté le globe de l'œil rempli de pus blanchâtre, séreux, avec destruction complète du corps vitré et perforation de la sclérotique et de la conjonctive, par laquelle s'était écoulée une partie de la matière purulente, dans les derniers jours de la maladie. Dans un autre cas, l'ophthalmie spécifique se développa quelques jours avant la mort ; mais le malade succomba avant l'épanchement purulent ; le corps vitré avait déjà perdu sa transparence et présentait une teinte légèrement jaunâtre.

Je ne me rappelle pas avoir vu une seule fois d'écoulement purulent par l'oreille ; mais j'ai vu plusieurs malades accuser des bourdonnements fatigants et une surdité plus ou moins forte.

Poitrine. — Assez souvent les poumons étaient tuméfiés et engoués dans toute leur étendue, et, dans ce cas, toujours fortement hyperhémiés à leur partie postérieure, avec ramollissement rouge, friabilité, état granulé et infiltration purulente ; le plus souvent ils étaient affaissés, pâles, exsangues, médiocrement engorgés en arrière, et crépitants dans toute leur étendue. Entre ces deux extrêmes, on rencontrait une foule de degrés intermédiaires. Dans quelques cas d'engorgements diffus, ils avaient une couleur grisâtre, jaunâtre à l'intérieur ; ils semblaient granuleux ; la surface des incisions était rugueuse ; la pression faisait sentir des petits corps arrondis; une fois, j'ai vu des globules purulents sortir très-manifestement par l'extrémité des veines coupées, dont l'intérieur était cependant parfaitement sain.

L'engorgement hypostatique était toujours beaucoup plus fort à la partie inférieure qu'à la partie supérieure, mais le contraire s'est rencontré quelquefois.

Nous avons rarement trouvé des abcès métastatiques dans les poumons après l'infection purulente chronique: ils étaient toujours peu nombreux, d'un petit volume, mal circonscrits, diffus, et contenaient presque toujours de la matière purulente séreuse, grisâtre, rarement jaunâtre, jamais jaune. Souvent aussi on rencontrait plus ou moins profondément, dans l'intérieur des lobes inférieurs surtout, des noyaux d'induration avec engorgement périphérique d'une étendue variable; ou bien des taches ecchymotiques à la surface des lobes moyen et inférieur et le long de leur bord tranchant. La muqueuse bronchique était presque toujours un peu fongueuse, épaissie, couverte d'arborisations très-fines, tapissée par places de mucosités blanchâtres peu consistantes, parfois jaunâtres, et très-évidemment purulentes.

Les plèvres contenaient quelquefois un peu de sérosité trouble, lactescente, rarement jaunâtre, et plus rarement des pseudo-membranes, excepté lorsque la partie postérieure des poumons était fortement engouée. Dans ce cas, on trouvait très-souvent en arrière tous les produits d'une véritable pleurite bornée aux gouttières vertébrales, avec adhérences peu anciennes, jaunâtres, molles, et des rugosités très-prononcées à la surface des séreuses. Dans la grande majorité des cas, la surface des plèvres, dans toute leur étendue, était lisse, unie, luisante, sans traces d'inflammation, sans adhérences récentes, et ne contenant qu'une faible quantité de sérosité citrine rassemblée dans les gouttières vertébrales.

Lorsque le marasme était complet, les poumons étaient toujours affaissés, blanchâtres, exsangues, crépitants, excepté à la partie postérieure, où l'on trouvait un peu d'engorgement sanguin le long des gouttières vertébrales.

Les veines caves, supérieure et inférieure, étaient toujours plus ou moins remplies de sang noir, fluide, sans caillots. Les ventricules du cœur étaient toujours vides ; lorsqu'ils renfermaient des concrétions, celles-ci étaient toujours pâles, blanchâtres, aplaties, très-minces, transparentes, gélatiniformes, sans consistance, et imbriquées dans les colonnes charnues. Sur les malades qui avaient eu des sueurs abondantes ou une diarrhée prolongée, on trouvait presque toujours les poumons pâles, affaissés, exsangues et crépitants. dans toute leur étendue, avec intégrité parfaite de leur partie parenchymateuse ; la muqueuse bronchique toujours pâle et décolorée, sans aucune trace d'épaississement ou d'infection vosculaire. Les plèvres étaient parfaitement lisses, polies, sans aucun épanchement.

Abdomen. — Le ventre était presque toujours aplati et très-déprimé, malgré l'élévation de la température. Le foie a été souvent trouvé exempt de toute altération, sans traces d'abcès métastatiques, sans engorgement sensible ; quelquefois même il semblait condensé, diminué de volume, et présentait en plusieurs points un développement marqué de la substance jaune. Plusieurs fois cependant nous avons trouvé au centre de l'organe des collections purulentes, liquides, verdâtres, mais moins volumineuses que dans l'état aigu, et qui ne s'étaient jamais révélées par la couleur jaune des téguments. La rate était le plus souvent augmentée de volume, engorgée et sensiblement ramollie, quelquefois diffluente : je ne me rappelle pas y avoir trouvé une seule fois des abcès.

Les reins n'ont jamais rien présenté de pathologique dans leur structure ; mais souvent la pression des mamelons faisait suinter un liquide blanchâtre, lactescent, d'une nature douteuse, qui très-probablement était purulente. Le tube intestinal était presque toujours contracté, décoloré, sans ulcérations dans l'intestin grêle, et très-rarement dans le gros intestin, où elles étaient toujours en très-petit nombre, sans engorgement périphérique, sans induration. Lorsqu'elles existaient, on les trouvait presque toujours au voisinage de la valvule ilio-cœcale, dans la première partie du cœcum. Trois ou quatre fois seulement j'ai rencontré un épaississement sensible des parois intestinales dans le rectum et la fin du côlon gauche, sur des malades qui avaient eu longtemps la diarrhée. Les ganglions mésentériques étaient généralement peu développés, sans injection, sans ramollissement, sans traces de pus.

La vessie était presque toujours contractée et contenait peu d'urine trouble et blanchâtre, quelquefois un dépôt grisâtre. Sur trois amputés dont les moignons étaient complètement cicatrisés et l'os recouvert d'une cicatrice solide et fibreuse, il y a eu trois fois développement d'ostéo-myélite consécutive, suivie d'abcès métastatiques bien caractérisés dans deux cas, et sans traces de métastase purulente dans le troisième.

Dans les trois cas, le canal médullaire était rempli de sanie purulente, et le bout de l'os dénudé dans une grande étendue.

L'infection purulente aiguë et chronique s'est toujours révélée par des symptômes locaux et généraux caractéristiques, quoique souvent peu intenses au début; le diagnostic n'a jamais été douteux, car il n'était pas possible de confondre cette affection avec aucune de celles qui frappaient nos amputés. Une fois déclarée, le pronostic était aussi grave que possible, et n'a été contredit que trois fois par l'évènement, malgré les cas nombreux que nous avons observés. Mais quelques-uns, malgré des symptômes préliminaires inquiétants et caractéristiques, ont triomphé des atteintes du mal et ont obtenu une guérison complète.

J'ai rattaché à l'infection purulente chronique quelques cas d'une durée très-longue, de plus de six mois, malgré l'absence de lésions métastatiques évidentes, malgré un état pathologique *ultime* qui se rapprochait beaucoup plus de la fièvre hectique que de la pyohémie. Mais sur tous les amputés morts tardivement, les conditions pathogéniques, les symptômes généraux, les lésions fonctionnelles primitives avaient été les mêmes; chez tous, l'affection s'était révélée par les signes caractéristiques du mélange du pus au sang; chez tous il existait une ostéo-myélite très-étendue, et une désorganisation profonde de la moelle et du canal médullaire : ce n'était évidemment qu'une infection, qu'une cachexie purulente à marche lente, d'une durée très-prolongée sur des hommes primitivement robustes et doués d'une plus grande force de résistance vitale.

Les érysipèles ont été excessivement rares, peu étendus, de courte durée; ils n'ont existé que dans les premiers jours comme simple complication, et n'ont jamais paru réagir très-défavorablement sur l'état général. Ils n'ont jamais été cause de mort, ils cédaient facilement à la méthode évacuante.

Le moignon de nos amputés a été quelquefois le siège d'un gonflement parfois assez volumineux, mais toujours œdémateux, sans tension vive et douloureuse, n'exerçant qu'une réaction générale toujours faible, le plus souvent nulle. Je n'ai vu que deux ou trois fois une véritable inflammation phlegmoneuse du moignon, sur des amputés arrivant de Crimée, produite par la compression des pièces de pansement. Après quelques jours de repos, l'appareil fébrile local et général tombait complètement, et les blessés se retrouvaient dans les mêmes conditions que les autres ; la force et l'évolution des accidents consécutifs étaient les mêmes.

MM. Bérard et Sédillot ont résolu, chacun à son

point de vue, les différents points étiologiques et phénoménaux de l'infection purulente d'une manière si affirmative et si dogmatique, que la pathogénie de cette affection et les lésions métastatiques qu'elle détermine semblent arrivées à un degré de précision presque mathématique; mais, d'après les faits nombreux que j'ai observés en Orient, dans des circonstances exceptionnelles ou au moins différentes de ce qui se passe en France, je regrette de ne pouvoir partager complètement la confiance et la conviction de ces deux auteurs, et je crois qu'il est encore nécessaire de chercher la démonstration de plusieurs questions qui ne paraissent pas résolues d'une manière tout à fait satisfaisante.

Je vais examiner successivement les différentes propositions dans lesquelles M. Bérard a formulé et développé ses opinions sur l'infection purulente, et en faire l'application aux faits que nous avons observés.

1° *L'état général qui constitue pour moi l'infection purulente est un effet de la sécrétion du pus dans la cavité des veines et du mélange du pus avec le sang.*

J'ai dit que la phlébite des veines du moignon avait existé tout au plus une fois sur dix cas de pyohémie; cette cause n'est donc pas la seule qui produit l'intoxication purulente. Comme l'ostéo-myélite a été constante, il serait permis de supposer que l'inflammation des veines médullaires a remplacé celle des veines du moignon et fourni le pus qui a été mêlé au sang; mais quand, après une désarticulation, le malade meurt d'infection purulente aiguë avec abcès métastatique, et qu'on ne trouve aucune trace d'inflammation des veines du moignon ni de la moelle, fait que j'ai souvent constaté, il faut bien forcément admettre que le pus a pénétré dans le sang par une autre voie, et qu'il venait d'une source différente; enfin, après certaines amputations dans la continuité, sans phlébite des veines du moignon, l'inflammation du canal médullaire est restée locale sans produire de symptômes généraux ; elle a complètement détruit la moelle et le tissu réticulaire dans une étendue variable ; la cicatrisation des lambeaux s'est même faite plusieurs fois rapidement sur l'extrémité de l'os nécrosé, et, malgré la persistance de plusieurs trajets fistuleux, l'état général éprouvait une réparation complète. Dira-t-on que, dans ce cas, l'intoxication n'a pas eu lieu parce que les vésicules du tissu osseux ne s'étant pas enflammées, elles n'ont pu transporter le pus dans le sang? Cette inflammation des vésicules du tissu osseux est l'*ultima ratio* des partisans de la phlébite ; mais sans en contester la possibilité, j'y crois peu, parce que je n'ai jamais pu la découvrir à l'œil nu, et que j'ai toujours trouvé d'autres voies ouvertes au pus, qui me rendaient beaucoup mieux compte de l'intoxication purulente. Je crois que l'ostéo-myélite est très-rarement cause de pyohémie, parce qu'elle est presque toujours consécutive à un mauvais état des parties molles du moignon, et produite par le contact d'un pus de mauvaise nature, sanieux, grisâtre, liquide, plus ou moins fétide, qui empêche la détersion et la cicatrisation des parties profondes du moignon. Après avoir été l'effet d'une suppuration de mauvaise nature, elle devient cause, elle entretient la plaie dans de mauvaises conditions, et s'oppose à la cicatrisation. Après la réunion médiate, l'ostéo-myélite a été rare ; je ne l'ai jamais observée d'une manière évidente, et surtout jamais suppurée, après la désarticulation ; elle a été fréquente après l'amputation dans la continuité, parce que la réunion immédiate a été employée d'une manière abusive.

2° L'absorption qui s'effectue dans les foyers purulents ou à la surface des plaies ne peut produire le mode d'intoxication qui nous occupe, ni les abcès métastatiques, que le pus soit ou non altéré.

Dans l'infection purulente, la phlébite a été très-rare sur nos amputés; je l'ai encore plus rarement observée sur les blessés non amputés. Après les désarticulations sans phlébite, il n'y a jamais eu d'inflammation du canal médullaire capable de produire l'intoxication; le pus n'a pu être pris qu'à la surface de la plaie ou du moignon; il était toujours plus ou moins altéré dans sa composition; il était le plus souvent d'une odeur forte et quelquefois très-fétide, et cependant, dans ces cas, les troubles fonctionnels ont toujours été ceux de la véritable pyohémie; l'autopsie a toujours révélé l'existence d'abcès métastatiques. Comment interpréter l'affirmation de M. Bérard, en présence des faits nombreux que nous avons observés sans prévention et sans idées systématiques? Cet auteur a établi très-judicieusement une grande différence entre l'infection purulente et l'infection putride, qui se développent dans des conditions étiologiques différentes, et par un mode d'intoxication qui n'est pas le même; mais il me semble s'être abusé sur la valeur pratique de cette séparation de deux affections analogues qui peuvent se compliquer et rendre difficile le diagnostic différentiel. Il n'est pas exact de dire que l'infection putride ne se caractérise jamais par des frissons violents et répétés : deux fois j'ai observé le contraire sur des hommes très-vigoureux atteints, l'un d'un abcès symptomatique d'une affection tuberculeuse des vertèbres, et l'autre d'une tumeur enkystée volumineuse, située dans la région dorsale, ouverte par ponction, dans l'infection putride. Sans doute il y a absence de lésions métastatiques, mais elle détermine à peu près les mêmes troubles fonctionnels que l'infection purulente; sa marche peut être aussi rapide, et il est presque impossible dans la période *ultime* de les différencier l'une de l'autre. Sur tous nos amputés, les conditions pathogéniques ont été à peu près les mêmes; l'affection a débuté par les mêmes symptômes traduisant l'intoxication purulente; celle-ci s'est révélée par des symptômes variables en intensité, suivant les forces individuelles, suivant le plus ou moins de résistance organique, et surtout suivant le mode d'intoxication qui était plus ou moins actif. Si l'on dit que tous nos amputés morts après le trentième jour, qui n'avaient jamais présenté les symptômes de l'état aigu, ou qui ne les avaient éprouvés que dans les premiers jours, pour tomber ensuite dans un état chronique d'une durée très-longue ; si l'on soutient que tous ces malades étaient atteints d'affection putride et non d'infection purulente, il faut alors admettre que les symptômes et les conséquences de la première affection diffèrent de ceux décrits par M. Bérard, puisque souvent nous avons trouvé des lésions métastatiques très-caractérisées, et jamais de phénomènes gangréneux.

Les conclusions pratiques que M. Bérard a cru pouvoir tirer de la distinction qu'il établit entre l'infection purulente et l'infection putride, n'ont pas l'importance qu'il leur accorde, et je prouverai plus loin qu'elles peuvent conduire à des déductions opératoires erronées très-fâcheuses. Lorsque l'économie est chroniquement empoisonnée par un agent putride ou purulent, je crois que le plus souvent la thérapeutique sera impuissante et la mort inévitable.

3° *L'infection purulente ne peut être produite par l'aspiration que des veines ouvertes et béantes auraient exercée sur le pus.*

Que le pus retenu à la surface d'une plaie, ou dans le fond d'un moignon, puisse pénétrer par aspiration dans les veines ouvertes et béantes, le fait est possible dans quelques circonstances, impossible dans beaucoup d'autres ; mais qu'il y pénètre mécaniquement, le fait ne peut plus être révoqué en doute, puisque M. Sédillot l'a prouvé par des observations cliniques nombreuses et positives ; il y pénètre par l'orifice inférieur béant à la surface d'une plaie, et souvent aussi par l'ulcération de leurs parois, sans produire aucune trace de phlébite.

Par suite des mauvaises conditions dans lesquelles se trouvaient nos blessés, de l'inertie des fonctions générales, de la lenteur des phénomènes de réparation, surtout par suite de la fâcheuse préférence accordée à la réunion immédiate, le moignon restait engorgé, pâteux, indolent, difficile à stimuler par les applications locales ; pendant longtemps il n'éprouvait aucune modification, aucun travail de cicatrisation ; la suppuration restait abondante, séreuse, grisâtre, quelquefois très-fétide ; elle s'écoulait difficilement au dehors, et s'accumulait à la partie supérieure de la plaie, où elle restait en contact prolongé avec l'orifice béant des veines, dans lesquelles elle pénétrait par aspiration ou mécaniquement, par regorgement, comme elle pénètre dans les gaînes tendineuses, dans les interstices celluleux, suivant les lois de la migration, et se portait du côté où elle trouvait le moins de résistance. Pour expliquer les cas nombreux de pyohémie que nous avons observés, il faut bien admettre cette pénétration mécanique du pus dans les veines, puisque la phlébite a été très-rare, puisqu'à l'autopsie nous trouvions presque constamment leur orifice béant, sans traces de cicatrisation ni d'oblitération par des caillots sanguins, et surtout parce que nous les trouvions souvent, quoique exemptes de toute trace d'inflammation, contenant de la sanie purulente grisâtre, rougeâtre, jusqu'à une hauteur variable, d'où elle était facilement entraînée par le courant des collatérales. Je suis bien convaincu que chez nos amputés les veines béantes à la surface du moignon ont été les agents les plus actifs du transport du pus dans les voies circulatoires, et que sans cette fâcheuse disposition nous eussions observé beaucoup moins de cas de pyohémie et obtenu plus de guérisons.

4° *L'absorption par les lymphatiques ne peut pas,
plus que l'absorption par les veines, causer l'infection
purulente.*

En décrivant les altérations anatomo-pathologiques de l'infection purulente, j'ai dit que, dans l'état
aigu comme dans l'état chronique, les vaisseaux lymphatiques, depuis le moignon jusqu'aux ganglions
voisins, étaient le plus souvent très-développés, parfois très-gros, et restaient béants lorsqu'on les coupait en travers, mais que je n'avais jamais trouvé
de pus dans leur intérieur, peut-être faute de recherches suffisantes. Les ganglions étaient presque toujours tuméfiés et très-vascularisés, mais jamais
friables ni ramollis dans l'état aigu ; ils étaient le
plus souvent d'une couleur uniforme, rouge ou grisâtre. Dans l'état chronique, au contraire, ils m'ont
souvent présenté à l'intérieur des points blancs dis-
séminés ou des plaques grisâtres qui me semblaient
l'indice d'une infiltration purulente; mais, pour affirmer le fait, il faudrait l'avoir constaté par des moyens
d'observation plus rigoureux que ceux dont nous
disposions. Ce développement des vaisseaux lymphatiques était-il bien réellement le résultat d'une
inflammation franche, susceptible de produire la
suppuration? J'ai déjà dit que je n'avais jamais
trouvé de pus dans leur intérieur : pendant la vie,
on n'observait jamais de traînées rougeâtres, linéaires, douloureuses au toucher, qui caractérisent la
véritable lymphangite. Ce développement anormal,
pathologique, ne dépendait-il pas plutôt de l'action
irritante de certains principes du pus pris à la surface de la plaie pour les transporter dans le courant
sanguin ?

« Tous les arguments que j'ai fait valoir dans le pa-
ragraphe précédent, dit M. Bérard, s'appliquent ici
sans restriction. » Je pourrais dire aussi que les motifs
qui m'ont fait rejeter la proposition précédente, ne
me permettent pas d'admettre celle-ci sans restriction.

5° *L'inflammation des vaisseaux lymphatiques avec suppuration dans leur cavité, ne me paraît pas non plus être une cause d'infection purulente.*

A ne considérer la question que théoriquement, dit M. Bérard, on pourrait penser que la suppuration dans les lymphatiques peut conduire du pus dans le sang, comme l'inflammation des veines. On ne peut, en effet, affirmer *à priori* que les ganglions mettent obstacle au passage du pus jusque dans le canal thoracique; et d'ailleurs ce vaisseau pourrait lui-même fournir du pus, si sa membrane était enflammée. Bien que ce mode de pyohémie ait été signalé par quelques auteurs, il n'a pas encore été démontré d'une manière positive; mais je le crois possible, et il doit être admis. Sans aucun doute les ganglions doivent modérer le transport du pus, surtout d'un pus épais, homogène, consistant, formé dans les lymphatiques à l'abri du contact de l'air; aussi je ne crois pas, malgré la concession que fait M. Bérard, qu'ils puissent jamais en laisser passer une suffisante quantité dans un temps donné pour produire une infection purulente aiguë. Mais en sera-t-il de même pour une sérosité purulente claire et peu consistante?

Que les vaisseaux lymphatiques ne puissent transporter le pus en nature pris à la surface d'une plaie, je l'admets volontiers; mais lorsqu'ils sont anormalement développés, que leur calibre a doublé de volume, la chose ne me paraît plus impossible, et je l'admets par induction. Qui oserait nier que les vaisseaux lymphatiques peuvent charrier isolément les éléments du pus, surtout lorsqu'il est mal élaboré et vicié par le contact de l'air; qu'ils peuvent servir à la transmission des principes qui développent l'infection putride? J'admettrais volontiers que les premiers phénomènes de l'intoxication purulente sont produits par les matières que les vaisseaux lymphatiques transportent dans la circulation sanguine, et que les symptômes caractéristiques de l'affection ne peuvent être produits que par l'action des veines, seules capables de verser en peu de temps dans le courant sanguin une suffisante quantité de produits morbides pour déterminer les troubles fonctionnels qui souvent débutent avec une grande violence. Le développement des vaisseaux lymphatiques ayant existé presque constamment dans l'état aigu comme dans l'état chronique, il est impossible qu'ils n'aient pas été pour quelque chose dans la production de la pyohémie, surtout dans la pyohémie chronique.

La marche de l'infection purulente est-elle uniforme et continue ? Quelle que soit la voie par laquelle le pus passe dans le sang, il est évident que la nature et les qualités de la substance toxique doivent exercer une grande influence sur la marche de l'affection, sur l'intensité des symptômes et sur les altérations anatomiques.

Lorsque le pus a été sécrété par une veine enflammée, il est plus épais, plus consistant, plus chargé de globules; il est versé en plus grande quantité dans un temps donné ; il produit rapidement une intoxication complète à marche rapide, des symptômes intenses et toujours bien caractérisés, des altérations profondes et étendues; la théorie des globules purulents paraît dans ce cas d'une rigoureuse exactitude : tous nos amputés qui ont succombé le plus rapidement étaient atteints de phlébite.

Mais toutes les fois qu'il n'y avait pas de phlébite, la marche de l'affection, à quelques exceptions près, a été beaucoup plus longue, quoique continue, et sans rémission aucune ; les troubles fonctionnels étaient moins intenses, moins subits, moins foudroyants, les altérations anatomiques moins complexes, les foyers purulents métastatiques moins volumineux, moins étendus, et plus avancés. Les différences ne peuvent avoir été produites que par un pus moins épais, moins consistant, le plus souvent clair et séreux par son passage dans le sang en quantités plus petites, plus fractionnées, parce qu'il pénétrait plus lentement et plus difficilement par l'orifice béant des veines du moignon.

Enfin, l'état chronique me paraît pouvoir s'expliquer très-bien par le passage dans le sang d'un pus trop peu globuleux pour s'arrêter en suffisante quantité dans les capillaires, ou simplement par le passage intermittent d'un pus clair, séreux, plus ou moins infect, qui n'est pas assez actif pour exciter des irritations partielles dans les tissus parenchymateux sur des sujets faibles, détériorés, sans vitalité énergique, mais qui est doué de propriétés délétères suffisantes pour produire une profonde altération du sang.

La marche de l'infection purulente m'a toujours paru présenter deux périodes bien distinctes, caractérisées par des symptômes tranchés. La première période, d'imminence morbide, d'intoxication, de pyohémie ; la seconde période, de réaction, d'état, de manifestation purulente. La première période était caractérisée par la pâleur de la face, l'indifférence, l'hébétude, la stupeur, la somnolence, l'absence de douleurs vives, l'inertie de toutes les fonctions, la faiblesse et la mollesse du pouls, la chaleur et l'aridité de la peau ; le malade présentait un cachet spécial qui ne permettait pas de méconnaître les accidents dont il était menacé. Cette période a été quelquefois très-courte, surtout dans les cas de phlébite ; quelquefois elle préexistait à l'amputation ; sur beaucoup de blessés elle était fort longue ; chez quelques-uns elle a pour ainsi dire duré jusqu'à la mort, qui arrivait après quarante, cinquante ou soixante jours, et plus. La seconde se traduisait par des accès fébriles avec les trois stades bien marqués ; l'intermittence était souvent complète, et les accès périodiques et réguliers pendant quelques jours. Les frissons, en devenant moins intenses, reparaissaient ensuite à des heures variables, et plusieurs fois dans les vingt-quatre heures. Les troubles fonctionnels augmentaient rapidement, et l'état du malade s'aggravait de plus en plus jusqu'à la mort. Chez un grand nombre,

le début de cette seconde période était moins brusque, moins alarmant, mais toujours bien caractérisé; les troubles fonctionnels étaient moins précipités et moins menaçants. Chez un petit nombre
seulement, après une manifestation très-grave, l'organisme semblait sortir triomphant de cette lutte
désespérée; mais, après quelques jours d'espoir et
de contentement, tous les symptômes reparaissaient
sous forme chronique, et conduisaient lentement le
blessé vers une terminaison inévitablement funeste.

Les frissons apparaissent-ils aussitôt que s'effectue
le passage du pus dans le sang? Suivant M. Sédillot,
la pénétration du pus dans le sang est immédiatement suivie de refroidissement et de frissons; ses
nombreuses expériences sur des chiens bien portants
ont été si constamment suivies de ce résultat bien
constaté, qu'il n'est pas même permis de le nier. Je
suis même persuadé que si l'on injectait dans les
veines d'un homme en pleine santé une quantité
de pus suffisante pour produire une perturbation à
laquelle l'organisme n'est pas préparé, on obtien-
drait un résultat parfaitement semblable à celui que
donne l'expérience sur les animaux. Mais j'aime à
croire qu'on se contentera de présomption; jusqu'à ce
que l'observation clinique donne la démonstration
complète d'un fait qui devra se rencontrer quelquefois, maintenant qu'il est bien établi que le pus peut
pénétrer rapidement dans le sang par l'ulcération
des parois veineuses. Mais sur l'homme malade, et
surtout dans les conditions où nous étions placés,
je crois que l'altération du sang a le plus souvent
précédé d'un temps plus ou moins long l'apparition
du refroidissement et des frissons, parce que, à part
les cas de phlébite, qui ont toujours été rapidement
mortels, le pus, presque toujours clair et séreux, pénétrait dans le sang, le plus souvent d'une manière
lente et graduelle, et en petite quantité; parce qu'il
fallait une certaine dose de poison pour agir sur des
organismes épuisés et profondément débilités, pour

déterminer une réaction toujours trop tardive et impuissante, qui ne révélait un grave danger que lorsqu'il n'était plus temps de le conjurer.

Bien que l'apparition des frissons ne me semble pas une preuve positive de la formation des abcès métastatiques ou de leur suppuration, et encore moins d'une terminaison fâcheuse prochaine, il faut en tenir grand compte, parce qu'ils annoncent une intoxication profonde, et partant un grand danger. Il ne faut pas attendre leur manifestation pour agir ; il faut encore agir lorsqu'ils se déclarent, parce qu'ils ne sont pas toujours un signe pathognomonique des lésions métastatiques, et qu'il est encore possible de triompher du mal, si l'organisme est doué d'une résistance suffisante pour venir en aide aux moyens thérapeutiques ; mais je dois dire que si l'amputation nous a quelquefois réussi avant, elle a constamment échoué après le début des frissons.

Les frissons sont-ils caractéristiques de l'infection purulente? Dans la pourriture d'hôpital comme dans l'infection purulente, les frissons ont été quelquefois aussi forts et aussi régulièrement périodiques que dans les fièvres d'origine paludéenne. Conséquemment, ils ne sont pas caractéristiques de la pyohémie; ils existent dans la plupart des intoxications d'origine animale ou végétale. Il faut autre chose que des frissons pour caractériser l'infection purulente ; un assez grand nombre de nos amputés n'en ont pas éprouvé de sensibles, et cependant ils ont succombé après avoir présenté tous les symptômes rationnels de cette affection, et avec des lésions métastatiques peu étendues, mais caractéristiques. D'autres, au contraire, chez lesquels la pyohémie avait débuté par des frissons intenses, ont résisté aux premiers accidents, n'ont présenté ensuite aucun trouble grave persistant des fonctions respiratoires, sont tombés dans l'état chronique, et enfin sont morts longtemps après dans un état cachectique, ne présentant à l'autopsie aucune trace de lésions métastatiques récentes ou anciennes.

Existe-t-il des conditions générales pouvant produire spontanément la pyohémie ? Pendant dix-huit mois les hôpitaux de Constantinople ont été encombrés de malades faibles, anémiques, profondément détériorés par la fatigue, les privations, la mauvaise nourriture, l'ennui, le scorbut, et l'ensemble de toutes les misères qui pèsent sur l'homme de guerre en campagne; ils étaient atteints d'affections graves contre lesquelles les moyens thérapeutiques avaient peu d'action; presque tous les blessés fournissaient une grande quantité de suppuration sanieuse et fétide; ils étaient toujours plongés dans une atmosphère malfaisante, constamment viciée par des émanations animales putrides, multiples, sans cesse en action, que ne pouvaient neutraliser des mesures hygiéniques insuffisantes. Malgré la réunion de tant de causes prédisposantes et déterminantes, on n'a jamais observé aucun cas de fièvre, de diathèse purulente spontanée; tous les malades qui ont présenté des symptômes de pyohémie étaient porteurs d'une plaie suppurante variable en étendue, mais fournissant toujours une certaine quantité de produits morbides. D'après cette observation prolongée dans d'esconditions aussi favorables au développement de cette affection, je conclus que la fièvre purulente de M. Tessier n'a pas existé, qu'il est très-difficile d'en admettre la possibilité; qu'enfin une plaie suppurée ou un foyer quelconque de suppuration est l'antécédent obligé, et jusqu'à présent forcé, de l'infection purulente.

Mais s'il ne nous a pas été donné d'observer la diathèse purulente spontanée, il me semble impossible de ne pas admettre que le passage du pus dans le sang en nature, ou seulement de quelques-uns de ses éléments, modifie sa composition, altère sa constitution et surtout l'élément fibrineux, et lui communique des qualités morbides spéciales, un

ferment pathologique qui favorisent le développement d'une véritable diathèse purulente, avec tendance à la pyogénie dans tous le points où se développe la plus légère irritation. La dissémination et
l'arrêt des globules purulents dans les capillaires
peuvent bien rendre compte du nombre des abcès
métastatiques, mais ils ne suffisent pas pour expliquer leur volume, qui se montre quelquefois considérable après quelques jours de maladie.

Excepté les cas foudroyants qui peuvent tuer par
asphyxie, comme l'a dit M. Sédillot, mais qui ne sont
guère possible dans la pathologie humaine, j'admets
difficilement que, dans la pyohémie aiguë, l'altération
du sang puisse être jamais assez complète et assez
grave pour tuer avant la formation des abcès métastatiques, qui ne sont qu'un effet et l'indice d'un
état plus menaçant, qui se rencontrent presque
constamment dans l'état aigu, et surtout sur les
hommes forts et vigoureux, sécrétant un pus épais,
homogène et inodore. Mais lorsque la pyohémie se
développe lentement sur des hommes faibles, détériorés, de peu de vitalité, dont le sang est primitivement appauvri, lorsque le pus sécrété est sans consistance, grisâtre, plus ou moins fétide, porté dans
les veines circulatoires en petite quantité, d'une manière intermittente, je crois qu'il produit au contraire
un effet tout opposé, qu'il empêche la formation des
abcès métastatiques, ou qu'il les rend moins volumineux et moins nombreux. Dans ce cas, l'altération
du sang par un pus de mauvaise nature produit plutôt
la stupeur que l'excitation : ce sang n'est plus assez
stimulant pour entretenir la vitalité et les fonctions
dans l'état physiologique ; il modifie, il déprime la
sensibilité des organes ; il pervertit les actions physiologique et pathologique ; l'organisme n'est plus
susceptible d'inflammation, et surtout ne peut plus
fournir des foyers multiples de suppuration ; aussi,
sur nos amputés morts d'infection purulente chronique, les altérations métastatiques étaient peu ou

pas appréciables pendant la vie, n'avaient jamais exercé aucune réaction fâcheuse sur l'organisme, et semblaient n'avoir eu aucune influence sur l'issue de la maladie. Les collections purulentes étaient rares, disséminées, sans engorgement périphérique, sans traces d'inflammation, toujours enveloppées d'une membrane pyogénique épaisse et résistante; tous les foyers purulents semblaient le résultat de la fonte putrilagineuse d'une portion de l'organe. Dans l'état aigu, le moindre abcès métastatique développé à la surface ou dans la substance du foie se révélait par une couleur citrine foncée de toute la surface du corps, et par des troubles fonctionnels évidents; dans l'état chronique, j'ai trouvé de vastes collections dans la substance du foie, qui n'avaient pas même produit la teinte sub-ictérique des conjonctives.

Des observations déjà nombreuses, rapportées par des praticiens distingués, prouvent que l'infection purulente aiguë peut guérir ; mais, bien que cette affection ne soit pas fatalement mortelle, elle est certainement le plus grave de tous les accidents consécutifs qui peuvent se déclarer après une opération ; elle a fait périr en Orient beaucoup de blessés, et le plus grand nombre de nos amputés. J'ai vu plusieurs amputés qui ont triomphé de la période d'incubation bien caractérisée, et ont guéri ensuite facilement et rapidement; deux seulement ont résisté à l'état aigu, un seul à l'état chronique. Ce dernier fait est trop important pour ne pas être cité, parce qu'il prouve d'une manière bien évidente la guérison possible de l'infection purulente chronique, même arrivée à un extrême degré de gravité.

Le nommé Deltour (François), soldat au 85ᵉ de ligne, d'une constitution primitivement forte et bonne, n'ayant jamais été sérieusement malade, et ayant toujours fait son service pendant son séjour en Crimée, fut amputé immédiatement de la jambe gauche à sa partie supérieure, par la méthode circulaire, le 8 septembre 1855, et gardé à l'ambulance, où, quelques jours après, il éprouva des accidents de pyohémie caractérisés par des refroidissements, de légers frissons, vagues, irréguliers. et des sueurs nocturnes peu abondantes. Il n'y eut jamais de symptômes pectoraux graves, mais le blessé se rappelle avoir toussé et expectoré des matières muqueuses blanchâtres, qui sont devenues ensuite plus épaisses et jaunâtres. Il a éprouvé dans les premiers jours des douleurs sourdes, peu fortes, dans l'hypochondre droit; il n'y a jamais eu de teinte ictérique de la peau ou des conjonctives. Evacué sur Constantiople le 30 du même mois, il arriva à l'hôpital de Dolma-Bagtché le 2 octobre dans la soirée.

Le 3 au matin, il présente les symptômes suivants : peau sèche, rugueuse, pâleur générale, décoloration complète des lèvres et surtout des conjonctives, qui sont d'un blanc sale ; teinte plombée de la face, prostration extrême, amaigrissement très-prononcé, état fébrile presque continu, sans chaleur ; tous les soirs refroidissement sans frissons, rêvasseries fatigantes, sueurs nocturnes qui durent depuis le commencement des accidents ; plus de toux, expectoration insignifiante, respiration calme, plutôt lente que fréquente, percussion sonore, murmure vésiculaire faible, sans râles, mais appréciable dans toute l'étendue de la partie antérieure de la poitrine; voix faible, réponses lentes, langue rouge et pointue; bouche amère, pâteuse ; peu de soif, inappétence complète, un peu de diarrhée fétide, sans coliques, depuis une dizaine de jours : tension de l'hypochondre droit et de la région épigastrique, qui ne sont pas douloureux, mais très-sensibles à la pression ; urines rouges, peu abondantes ; aucune douleur dans les muscles ni dans les articulations. Le moignon ne présente aucune trace de gonflement ni d'œdème ; la plaie a été réunie par première intention ; les lambeaux, qui se sont écartés, n'ont éprouvé depuis aucune rétraction ; la cicatrisation paraît avancée, mais le fond de la plaie est pâle, grisâtre, un peu fongueux ; la suppuration peu abondante, séreuse et assez odorante. Pansement avec le styrax, bouillon, limonade vineuse, potion avec extrait de quinquina.

Jusqu'au 10, même état, ensuite aggravation de l'état général : sueurs plus abondantes, continuation de la diarrhée, qui est moins forte, mais toujours fétide ; l'amaigrissement se prononce de plus en plus ; l'appétit est complètement nul ; il y a même une répugnance extrême pour le bouillon, et surtout pour la limonade vineuse, dont l'ingestion cause une anxiété épigastrique pénible et douloureuse ; pendant plusieurs jours le blessé ne prend que quelques cuillerées de tisane d'orge, et s'affaiblit de plus en plus. La plaie est toujours dans les mêmes conditions : l'hypochondre droit n'est pas plus tendu, mais la région épigastrique paraît plus soulevée : l'état du blessé semble complètement désespéré.

Le 18, Deltour accuse une petite tumeur mollasse, réductible, qui pointe légèrement à travers la ligne blanche immédiatement au-dessous de la pointe de l'appendice xiphoïde ; la parole semble plus facile, la voix plus forte, la prostration moins grande ; mais l'appétit est toujours nul, le blessé ne veut prendre qu'un peu d'eau fraîche et de tisane d'orge.

Les jours suivants, amélioration sensible ; la tumeur grossit.

Le 22, elle est irréductible et du volume d'une grosse prune, un peu aplatie, très fluctuante. Le 23, application du caustique de Vienne et de cataplasmes émollients. Le 24 et le 25, mieux prononcé, sensation d'appétit que le blessé n'ose encore satisfaire ; presque plus de diarrhée ; sommeil plus calme, plus prolongé ; sueurs moins fortes.

Le 27, l'escharre soulevée sur un point de sa circonférence laisse écouler à peu près une cuillerée de pus séreux, liquide, grisâtre et inodore ; appétit plus prononcé : bouillie au lait matin et soir, qui est rise avec plaisir et bien digérée.

Le 29, l'escharre enlevée, il s'écoule une assez grande quantité de matières purulentes moins liquides, mêlées de parcelles albumineuses d'un blanc pâle, un peu jaune.

Les jours suivants, on fait dans l'abcès des injections d'orge miellée, ensuite d'eau légèrement chlorurée, et enfin de vin aromatique. L'amélioration est lente, mais continue et progressive; la tension de la région épigastrique disparaît complètement; la pression n'est plus sensible, les sueurs cessent complètement, l'appétit se prononce, les digestions se font bien, les selles se régularisent, les urines deviennent plus abondantes, la plaie du moignon s'anime, et la cicatrisation se fait régulièrement du fond à la surface.

Le 15 novembre, le blessé est dans un état très-satisfaisant; l'appétit est prononcé, les digestions faciles, les selles régulières et quotidiennes; la plaie de l'épigastre est réduite à de très-petites dimensions, et ne fournit plus qu'une faible quantité de suppuration bien liée, sans odeur.

Le 25, la plaie de l'épigastre, presque fermée, n'est plus pansée qu'avec un morceau de diachylon ; le blessé se lève et s'essaie à marcher avec des béquilles.

Le 10 décembre, Deltour part pour France. La plaie de l'épigastre est entièrement fermée, et l'ouverture aponévrotique paraît oblitérée; le moignon est complètement et solidement cicatrisé par réunion immédiate secondaire ; les pertes ne sont pas encore réparées, mais les principales fonctions sont à l'état normal, et l'état général est aussi satisfaisant que possible.

L'observation de ce blessé est incontestablement la plus remarquable et la plus probante de toutes celles que l'on a citées comme exemples de guérison d'infection purulente. La pyohémie n'a pas débuté par un appareil symptomatologique grave et intense, comme on l'observait sur les blessés atteints d'intoxication purulente aiguë, mais par de légers frissons, par du refroidissement et par des sueurs nocturnes. L'affection, par son début, par sa marche et par sa durée, a revêtu, dès le principe, la forme chronique. Les symptômes pectoraux paraissent avoir été peu forts, et n'ont pas produit de troubles fonctionnels intenses ni de longue durée. S'il a existé des lésions métastatiques dans les poumons, elles ont été peu graves, peu étendues, et ont disparu spontanément.

Malgré le peu de confiance qu'il faut accorder aux renseignements donnés par des malades dépourvus de l'intelligence nécessaire pour bien apprécier leur état morbide, il est certain, comme la suite l'a démontré, que dès le principe les accidents métastatiques se sont portés sur le foie, et se sont concentrés sur cet organe, dont l'altération anatomique a déterminé des troubles fonctionnels sympathiques marqués, mais peu intenses. Comme je l'ai toujours observé dans la pyohémie chronique, la teinte ictérique a manqué, malgré l'existence d'une collection purulente ; mais les symptômes physiques ont été positifs et caractérisés par la tension de l'hypochondre et surtout de la région épigastrique, par le volume du foie qui débordait les fausses côtes, comme nous l'avons constaté par la percussion. A-t-il existé des dépôts métastatiques dans le lobe droit? c'est peu probable, parce que les collections formées dans l'état chronique me paraissent peu susceptibles de résorption, et surtout d'une résorption aussi rapide que le ferait supposer le rétablissement du blessé après l'évacuation de l'abcès épigastrique.

Au point de vue thérapeutique, je dois faire observer que chez Deltour la guérison a été spontanée et le résultat des seuls efforts de la nature. A son arrivée à l'hôpital, il était dans un état d'épuisement et de débilité qui ne permettait pas de penser aux purgatifs ni aux sudorifiques. L'emploi des toniques était la seule médication rationnelle et possible dans un cas aussi grave, sur un malade épuisé et qui paraissait sans ressource. Quoique prescrits sous les formes les plus simples et les plus agréables, l'estòmac, en communauté de souffrance avec le foie, n'a pu les supporter.

M. Sédillot a rapporté plusieurs observations d'abcès métastatiques développés à la surface des poumons et ouverts dans la plèvre. Nous n'avons jamais rien observé de semblable pour les poumons ni pour le foie, malgré les nombreux abcès que nous avons souvent trouvés à la superficie de ces deux organes. Mais le fait de Deltour prouve la possibilité d'un épanchement dans le péritoine, qui deviendrait rapidement mortel si des adhérences ne s'établissaient pas assez promptement pour le prévenir et conduire le pus à l'extérieur. Je crois cependant que la différence des mouvements physiques que la respiration imprime aux deux organes, rendra toujours les adhérences difficiles dans la poitrine, plus faciles, au contraire, dans la cavité abdominale. Mais dans l'infection purulente, les conditions de guérison sont si complexes et si difficiles à trouver réunies, qu'il ne faut pas espérer rencontrer beaucoup de faits semblables à celui que je viens de citer.

Traitement.

En théorie, le traitement de l'infection purulente est simple, facile, et devrait réussir souvent dans les conditions favorables, si nous possédions des moyens thérapeutiques convenables pour remplir les indications en temps opportun. Mais si dans les mauvaises conditions les indications sont toujours les mêmes, l'expérience nous a longuement démontré les difficultés et presque l'impossibilité de triompher d'une affection, qui n'est sans doute pas inévitablement mortelle, mais qui est toujours d'une extrême gravité. Prévenir le passage du pus dans le sang, l'arrêter lorsqu'apparaissent les premiers symptômes de la pyohémie, favoriser ensuite l'élimination des principes délétères qui empoisonnent l'organisation, telles sont les indications à remplir.

La première indication nécessite un écoulement facile et continu du pus, pour qu'il ne reste pas en contact prolongé avec l'orifice béant des vaisseaux veineux et lymphatiques, qu'il irrite et dans lesquels il peut pénétrer mécaniquement. La réunion immédiate, qui a obtenu une préférence presque exclusive, était donc essentiellement vicieuse, et empêchait de porter plus tard sur les parties profondes du moignon les topiques convenables pour favoriser le développement de la granulation et activer le travail de cicatrisation. Dans quelques cas où j'ai essayé la réunion médiate, les accidents ont été retardés; le plus souvent ils ne se sont pas déclarés; mais les topiques employés ont été pour peu de chose dans ce résultat, parce que les moyens thérapeutiques dont la chirurgie dispose en pareille circonstance n'ont pas une action assez énergique pour produire une stimulation suffisante sur des tissus sans vitalité, qu'il faut exciter fortement pour obtenir une action médicatrice.

Lorsque l'intoxication purulente existe, les mêmes moyens sont encore utiles et nécessaires pour arrêter le passage du pus dans les voies circulatoires et activer le développement de la granulation : à ces moyens on a ajouté les cautérisations ponctuées sur le trajet des veines, sur la surface cutanée des lambeaux, et la cautérisation de toute la surface traumatique du moignon proposée par M. Bonnet.

J'ai essayé la cautérisation ponctuée sur le trajet des veines, sur deux amputés chez lesquels j'avais diagnostiqué une phlébite : l'autopsie a démontré la justesse du diagnostic et prouvé l'insuffisance de ce moyen, qui a réussi entre des mains plus habiles et dans des circonstances différentes. Mais je doute fort que dans celles où nous nous trouvions la cautérisation ponctuée puisse jamais enrayer la marche de l'inflammation veineuse, et surtout substituer une phlébite oblitérante à une phlébite suppurée.

J'ai vu, une seule fois, employer la cautérisation ponctuée sur la surface cutanée des lambeaux réunis par première intention : le résultat a été négatif.

Je n'ai jamais osé employer la cautérisation de toute la surface traumatique du moignon, qui m'a toujours semblé, comme le dit M. Sédillot, infaillible en théorie, mais inapplicable en pratique.

Sur plusieurs amputés atteints d'ostéo-myélite, j'ai cautérisé profondément les téguments du moignon et le long de l'os, espérant produire une révulsion suffisante pour arrêter l'inflammation du canal médullaire et prévenir l'infection purulente. L'engorgement du moignon a été sensiblement amélioré, les douleurs diminuées; mais l'inflammation de la moelle a continué sa marche, et les accidents de pyohémie n'ont pas tardé à se manifester.

Les vésicatoires répétés sur le moignon et le long du membre m'ont paru avoir réussi une fois sur un amputé de la cuisse qui a pu être évacué après avoir éprouvé des accidents graves; mais à son départ il était encore loin d'une guérison complète : l'os était encore sensiblement gonflé dans toute sa longueur; il y avait encore un peu de sueur pendant le sommeil, et une décoloration générale peu rassurante.

Si, dans la pourriture d'hôpital, le traitement général, interne, doit passer en première ligne, dans la pyohémie, au contraire, il faut commencer par le traitement local pour tarir la source de l'infection, avant de penser à l'élimination des principes morbides qui ont pénétré dans l'économie. Sans cette condition préliminaire indispensable, le traitement interne est impuissant, ne peut qu'affaiblir les malades en pure perte, et précipiter la marche des accidents.

Comme traitement interne, nous avons essayé tous les moyens préconisés par les auteurs; les résultats nous ont prouvé la constante insuffisance des uns, et souvent l'action nuisible des autres. J'ai souvent

donné, dans l'état aigu, à des hommes encore forts et
vigoureux, les vomitifs répétés, seuls ou associés aux
purgatifs : le résultat immédiat était toujours satisfaisant ; ils produisaient une amélioration réelle, une
suspension des manifestations morbides, mais toujours de courte durée. Dans les cas les plus heureux, ils
enrayaient la marche de l'affection, et le malade, ar-
raché aux dangers de l'état aigu, s'épuisait lentement
dans les souffrances de l'état chronique. Les purgatifs
alcalins et les sudorifiques, qui paraissent, comme on
l'a dit, si rationnellement indiqués dans cette affection, puisque la nature semble diriger tous ses efforts
éliminateurs vers la peau et sur la surface intestinale,
pour se débarrasser des principes morbides, étaient
presque toujours nuisibles lorsqu'on voulait soutenir
leur action ; ils rejetaient les malades dans une prostration extrême, et accéléraient la marche des accidents
en raison directe des pertes et de l'affaiblissement
qu'ils causaient. Les purgatifs résineux produisaient
une dépression moins rapide et moins forte, mais ils
étaient aussi inefficaces. Je n'ai vu qu'un seul blessé,
amputé du doigt auriculaire, qui s'en soit bien trouvé,
qui leur doit peut-être sa guérison ; car il en a retiré une amélioration très-grande et suffisante pour
être évacué sur France dans de bonnes conditions.

Les sudorifiques étaient toujours pris avec répugnance par les malades, et n'avaient d'autre résultat
que d'affaiblir ceux qui pouvaient les supporter. La
poudre de Dower, si facile à prendre, produisait des
sueurs profuses, promptement suivies de symptômes
adynamiques lorsqu'on voulait la continuer.

Le sulfate de quinine était très-utile pour supprimer ou modérer les frissons, pour épargner aux
malades les secousses nerveuses qui les fatiguent et
les épuisent ; mais il était complètement impuissant
pour prévenir ou enrayer la marche de l'intoxication purulente. Il était utile comme tonique, et bon
pour soutenir les forces ; mais, pour remplir cette indication, les autres préparations de quinquina, moins

désagréables à prendre, étaient généralement préférables et plus efficaces.

Les toniques, surtout les boissons vineuses et le café additionné d'alcool, étaient pris avec plaisir et soutenaient les forces, mais ne guérissaient pas; parce que, la cause étant permanente, les effets étaient continus et progressifs.; parce que, arrivée à un certain degré, l'intoxication purulente n'est plus guérissable. Je crois que dans cette affection on s'est beaucoup trop préoccupé des moyens de dépurer l'économie; il faut soutenir les forces, mais laisser à la nature le soin de préparer ses moyens de réaction, et ne pas troubler sa marche par des médications le plus souvent inopportunes, quand elles ne sont pas nuisibles. L'essentiel est de trouver un moyen plus énergique et plus efficace que ceux que possède la chirurgie pour prévenir ou pour arrêter sûrement le passage du pus dans le sang; c'est la condition indispensable, la seule qui permettra d'agir utilement et sûrement, et de triompher d'une affection qui, jusqu'à présent, a presque toujours résisté aux efforts de la thérapeutique.

Complètement désarmés en présence d'une affection presque constamment mortelle, et souvent de longue durée, nous étions réduits à combattre les symptômes à mesure qu'ils paraissaient, et à soutenir le moral des blessés par des promesses qui ne se réalisaient jamais. Plusieurs fois nous avons demandé à la médecine opératoire ce que la matière médicale ne pouvait nous donner. Si nous avons réussi quelquefois pendant la période d'incubation, d'imminence morbide, avant la manifestation des symptômes caractéristiques d'une intoxication avancée, nous avons constamment échoué après l'apparition des frissons, bien que ceux-ci ne soient pas pour moi la preuve certaine de l'existence de lésions métastatiques graves et incurables. L'observation suivante, prise parmi plusieurs autres, démontrera l'insuffisance de l'amputation et la gravité des lésions osseuses en apparence les plus simples, dans les mauvaises conditions où nous étions.

Le nommé Michel (Louis), sergent au 2ᵉ régiment de grenadiers de la garde impériale, d'une bonne constitution, un peu sèche, d'un tempérament nerveux, ayant toujours joui d'une bonne santé depuis son arrivée en Orient, fut blessé le 8 septembre 1855, à l'attaque de Malakoff, d'un coup de balle sur la partie inférieure de la jambe, à cinq ou six centimètres au-dessus de l'articulation tibio-tarsienne. Les deux ouvertures étaient sur la même ligne horizontale; l'une au niveau du bord interne du tibia, l'autre sur la partie moyenne des muscles de la région antérieure ; la balle avait passé en arrière du tendon du jambier antérieur, et avait fracturé la moitié antérieure de l'os sans rompre sa continuité.

A l'arrivée du blessé le 8 octobre, il n'existe pas la moindre trace de gonflement, pas d'œdème au pied ni à la jambe ; le pont cutané est intact, souple et dépressible; le malade n'accuse aucune douleur ; il n'a éprouvé aucun accident depuis sa blessure ; mais la figure naturellement maigre est décolorée, le teint très-pâle, un peu terreux ; les plaies ne présentent aucune trace d'engorgement, leurs bords sont encore un peu noirâtres, plutôt déprimés que fongueux ; la suppuration ne consiste qu'en un très-faible écoulement de sérosité grisâtre; il ne s'est fait aucun travail d'élimination ni de réparation ; je constate la lésion osseuse et la présence de plusieurs esquilles mobiles ; mais comme le malade se trouve très-bien, ne souffre pas, se croit presque guéri, je m'abstiens de tout débridement, de toute tentative d'extraction des esquilles mobiles : pansement simple, repos complet, alimentation en rapport avec l'appétit, qui est très-bon.

Jusqu'au 16, il ne survient aucun changement, aucune modification dans l'état des plaies ; le blessé se trouve très-bien, accuse toujours un bon appétit et des digestions faciles. Cependant les yeux sont brillants, le teint toujours terreux, les conjonctives légèrement injectées et même un peu jaunâtres ; la parole brève, précipitée ; il existe une légère irritation bronchique sans expectoration, à laquelle le malade ne fait aucune attention et qu'il croit être le résultat d'un rhume contracté sur le bateau ; il y a évidemment un peu d'anxiété, et imminence d'un état morbide général.

Le 17, à la visite, le blessé affirme encore être très-bien, et avoir passé une bonne nuit ; mais les yeux sont très-brillants, la figure plus altérée et les traits crispés, les réponses brèves et saccadées ; les plaies sont toujours dans le même état, sans gonflement, peu ou pas douloureuses ; la suppuration séreuse et grisâtre. A 9 heures du matin, violent accès de fièvre avec frissons prolongés, refroidissement général et claquement des dents ; ensuite chaleur, puis sueur abondante toute la journée et une partie de la nuit. Eau de Sedlitz à quatre heures du soir ; dans la nuit un gramme de sulfate de quinine opiacé pris en trois fois.

Le 18 au matin, rémission ; mais le pouls est encore fébrile, la peau chaude et humide, avec malaise général, abattement, céphalalgie, figure altérée, vive préoccupation morale, soif, inappétence complète, peu de toux, un peu d'expectoration, respiration facile, quoiqu'un peu accélérée, même état des plaies. Incision verticale sur la face antérieure du tibia, entre les deux ouvertures ; extraction de plusieurs esquilles et de parcelles de plomb ; immédiatement un gramme de calomel ; un gramme de quinine deux heures plus tard. A onze heures du matin, nouvel accès de fièvre, moins violent que le premier, plus irrégulier, ne se terminant pas aussi facilement et aussi promptement. Nuit mauvaise, pas de sommeil.

Le 19 au matin : prostration complète, figure très-altérée, vive préoccupation, ventre souple, dépressible, sans douleur à l'épigastre ni à l'hypochondre droit; respiration vésiculaire assez distincte dans toute l'étendue de la poitrine, seulement quelques bulles de râle muqueux ; le blessé se résout à l'amputation de la jambe, que je pratique à deux heures après midi, au lieu d'élection, par la méthode circulaire et la réunion médiate incomplète.

Le 20 et 21, état général satisfaisant : pas de frissons, pas de sueur dans la nuit, mais le sommeil n'est pas calme, complet, l'appétit ne se prononce pas, la langue est saburrale, la bouche amère, pâteuse, les urines rares et rouges, les selles difficiles ; le teint reste terreux, les yeux brillants, le regard très-inquiet ; l'irritation bronchique semble un peu plus forte, bien qu'il y ait peu de toux et pas d'expectoration ; la parole est toujours brève, précipitée et saccadée ; les ailes du nez sont légèrement agitées dans les mouvements respiratoires, qui sont sensiblement accélérés.

Le 22 dans la matinée, accès de fièvre assez fort, irrégulier ; sueur diffuse, agitation, forte céphalalgie, malaise général, rougeur des pommettes, teinte sub-ictérique prononcée des conjonctives, yeux très-brillants, respiration sensiblement gênée et très accélérée, bouche amère, pâteuse, tension épigastrique : à neuf heures, éméto-cathartique qui produit plusieurs vomissements et plusieurs selles. Dans l'après-midi, mieux sensible ; à quatre heures, sulfate de quinine ; sueur abondante dans la nuit, qui est assez calme.

Malgré quelques rémissions sans amélioration réelle, l'état du malade a toujours été en empirant. A plusieurs reprises, les purgatifs ont été répétés sans résultats satisfaisants ; la poitrine s'est remplie progressivement ; la respiration s'est précipitée de plus en plus ; la toux est devenue plus forte, plus saccadée ; l'expectoration a continué à être presque nulle ; la douleur épigastrique a été en augmentant, est devenue très-forte dans les derniers jours ; le foie a augmenté rapidement de volume et a formé une forte saillie au dessous des fausses côtes ; le blessé a conservé sa connaissance jusqu'au dernier moment ; il est mort le 3 novembre, véritablement asphyxié. Le moignon est resté dans un état d'inertie complet, sans douleurs, sans gonflement, sans engorgement, sans fournir la moindre trace de pus, ni même de sérosité purulente.

Autopsie du membre. Après l'amputation, l'examen du membre nous a fait constater l'intégrité du tendon du jambier antérieur et la section complète de l'artère tibiale antérieure, dont les deux bouts étaient oblitérés par des caillots fibrineux. Il n'y avait aucune trace de phlébite ; mais les deux collatérales divisées par le projectile, n'avaient éprouvé aucun travail de cicatrisation ; leur ouverture était libre, perméable ; l'une d'elles contenait de la sanie purulente, grisâtre, dans l'étendue de plusieurs centimètres ; il n'y avait aucune trace de caillots sanguins, les vaisseaux lymphatiques de la jambe étaient très-peu développés, à peine plus gros que dans l'état normal. La balle avait creusé dans la moitié antérieure de l'os un sillon large et profond s'étendant jusqu'à la partie centrale du tibia. A la hauteur de la lésion, où le canal n'existait plus, le tissu réticulaire était infiltré de sang noir décomposé, plus ou moins altéré. Cette coloration noirâtre s'étendait de haut en bas à tout le tissu spongieux de l'extrémité inférieure de l'os, mais sans aucune trace de points purulents ; l'articulation tibio-tarsienne était parfaitement intacte ; à deux centimètres au-dessus de la fracture, point où commençait le canal médullaire, la moelle avait son aspect jaune normal.

Autopsie du cadavre. Amaigrissement prononcé ; teinte jaune très-foncée de tout le corps ; peu de tissu graisseux ; système musculaire grêle, mais ferme et bien développé ; moignon bien recouvert par les lambeaux qui ne présentent aucune trace d'engorgement, d'amincissement, d'ulcération, ni de rétraction; les tissus de la plaie sont pâles, grisâtres, desséchés à l'extrémité du tibia et du péroné ; le canal médullaire est infiltré d'un peu de sérosité grisâtre, sans destruction de la moelle, qui est légèrement rougeâtre et sans gonflement. A deux centimètres au-dessus, le tissu réticulaire est parfaitement sain dans les deux os, dont le périoste est intact, sans gonflement ni décollement. Il n'existe aucune trace de phlébite; les vaisseaux lymphatiques de la cuisse sont médiocrement développés, les ganglions inguinaux rouges et un peu tuméfiés. Toutes les articulations sont saines, seulement la synovie est fortement colorée en jaune.

Il existe, dans les deux côtés de la poitrine, un épanchement très-abondant de sérosité purulente citrine refoulant fortement les deux poumons. Les deux plèvres, surtout la pulmonaire, sont recouvertes de pseudo-membranes épaisses, jaunâtres et molles. Le poumon droit est fortement congestionné, peu crépitant, et à la partie supérieure seulement ; on ne trouve de ce côté aucun abcès métastatique, pas même dans le lobe inférieur. Le poumon gauche est aussi fortement congestionné, et son lobe inférieur sensiblement induré et parsemé d'abcès métastatiques dont plusieurs sont assez volumineux.

Le foie est très-volumineux, et sa face convexe criblée d'abcès métastatiques contenant de la sérosité purulente caséeuse, plus ou moins épaisse. Au centre de l'organe (lobe droit) existent deux collections très-voisines l'une de l'autre, de capacité inégale, la première contenant au moins 100 grammes de liquide purulent verdâtre. Les autres organes de l'abdomen ne présentent aucune trace d'abcès métastatique ni d'infiltration purulente ; la rate est médiocrement volumineuse, un peu ramollie; en comprimant les reins, les mamelons laissent suinter un liquide d'un blanc légèrement jaunâtre ; la vessie contient une assez grande quantité d'urine trouble, et dans son bas-fond une matière grisâtre consistante.

L'histoire de ce sous-officier est celle de beaucoup
de blessés qui, atteints de lésions physiques en apparence peu graves, n'ayant éprouvé aucun accident, et souffrant peu, croyaient toucher à une guérison prochaine lorsqu'ils arrivaient à l'hôpital. Peut-
être l'extraction immédiate des esquilles, qui était
rationnelle et indiquée, eût-elle prévenu les accidents qui se sont développés d'une manière si insidieuse. J'ai vu le contraire arriver si souvent, que je
n'oserais rien affirmer à cet égard.

La lésion n'était certainement pas assez grave
pour nécessiter une amputation immédiate; mais, à
l'arrivée du blessé à l'hôpital, les symptômes d'intoxication étaient pour moi si évidents, que je lui
aurais proposé de suite l'opération sans la persuasion d'une guérison prochaine, persuasion qu'aurait
peut-être ébranlée la vue des esquilles s'il eût con-
senti à l'incision, mais que je ne pouvais détruire
sans courir le risque de jeter l'inquiétude dans son
esprit, et peut-être de précipiter des accidents qui
n'étaient encore que probables.

C'est avec intention que j'ai choisi cette observation parmi plusieurs autres analogues, parce qu'elle
me paraît prouver d'une manière bien évidente ce
que j'ai dit de la diathèse purulente. L'intoxication
préexistait incontestablement à l'opération, et s'était
révélée par des symptômes caractéristiques ; il n'y
avait aucune trace de phlébite ; les vaisseaux lymphatiques étaient très-peu développés ; il n'existait
pas d'ostéo-myélite ; la partie spongieuse de l'extrémité inférieure du tibia était gorgée de sang noir
sans traces de pus. Le passage dans le sang de la sérosité purulente de la plaie a donc eu lieu sans nul
doute par l'extrémité béante des veines en contact
prolongé avec le foyer de suppuration, puisque l'une
d'elles contenait encore de la sanie grisâtre. Avant
l'opération, il y avait tous les symptômes rationnels
de l'intoxication purulente; mais les signes physiques, percussion et auscultation, ne révélaient

encore la présence d'aucune altération métastatique importante. Bien que le murmure vésiculaire fût faible, profond, la respiration s'entendait dans toute l'étendue de la poitrine, il n'y avait encore aucun épanchement dans les plèvres ; du côté du foie il n'y avait aucune douleur, aucune sensibilité à la pression, aucune tension de l'hypochondre. L'énorme quantité de suppuration trouvée à l'autopsie n'a pu être fournie par l'inflammation des veines qui n'existait pas, ni par celle des lymphatiques qui existait à peine, ni par la plaie qui est restée sèche, sans la moindre réaction, sans fournir la plus petite quantité de sérosité purulente. Après un fait aussi positif, comment ne pas admettre une profonde altération du sang et une disposition pyogénique particulière à cet état morbide ?

Deux ans et demi auparavant, le sergent Michel avait été atteint de jaunisse et traité à l'hôpital de Marseille par M. Mercier, présent à l'opération. Pourrait-on trouver dans ce précédent une disposition pyogénique de l'organe suffisante pour expliquer la grande quantité de suppuration trouvée dans son intérieur ? La jaunisse avait été simple, sans complication ; la guérison facile, et la convalescence rapide ; il n'était resté aucune trace de lésion organique du côté des voies biliaires, et le malade s'était toujours bien porté depuis. Faut-il admettre, comme M. Sédillot est disposé à le croire, que les maladies des os produisent plus souvent des abcès métastatiques dans le foie que la lésion des parties molles ? J'ai si souvent observé des abcès métastatiques dans le foie après les amputations suivies d'ostéo-myélite, que j'admettrais volontiers le fait si j'entrevoyais une relation évidente de cause à effet.

D'après cette observation, et plusieurs autres qui nous ont donné le même résultat, j'adopte pleinement le conseil donné par M. Sédillot, de précipiter l'opération dans tous les cas où une indication existe d'amputer, et où survient une complication pyohémique. Mais comme, suivant cet auteur, la pyohémie ne commence qu'au moment où paraissent les frissons, je suis obligé de répéter que nous n'avons jamais réussi après l'apparition des frissons, et que l'amputation doit être faite aussitôt que les symptômes d'intoxication sont évidents, et souvent on arrivera encore trop tard.

L'observation suivante montrera ce que l'on doit attendre de l'amputation dirigée contre l'infection purulente chronique ; je ne l'ai essayée qu'une fois, parce que les considérations tirées de l'ensemble des conditions pathogéniques et hygiéniques dans lesquelles se trouvaient nos blessés, rendaient le succès presque impossible, et m'ont empêché de faire de nouvelles tentatives qui ne pouvaient que précipiter la marche des accidents et compromettre la médecine opératoire, sans compensation avantageuse ponr les malades. Je ne veux cependant pas dire d'une manière absolue que l'amputation ne réussira jamais en pareille circonstance, et qu'il ne faudra jamais employer un moyen incertain contre une affection qui est inévitablement mortelle dans l'immense majorité des cas : il convient, en semblable occurrence, de peser mûrement les indications et contre-indications, et d'agir d'après l'expérience de la situation présente.

Le nommé Lagrange (Jean), soldat au 3ᵉ régiment d'infanterie de marine, blessé d'un coup de feu au coude gauche, le 19 septembre 1854, à la bataille de l'Alma, fut embarqué immédiatement sur le *Montézuma*, où le chirurgien du bord lui fit l'amputation du bras à son quart inférieur, par la méthode circulaire et la réunion immédiate. Il arriva à l'hôpital de Canlidjé (Constantinople) le 24 suivant, éprouvant déjà des douleurs dans le moignon, qui était gonflé et très-sensible. Les jours suivants, symptômes d'ostéo-myélite, rétraction des parties molles, saillie de l'os, état général en apparence peu compromis, puisque le blessé se promène toute la journée. Le 30, résection de la partie saillante de l'os.

Le 6 octobre, je trouve ce blessé dans l'état suivant : constitution forte et bonne, pas ou peu d'amaigrissement, décoloration, figure un peu infiltrée, peau sèche et rude; poitrine large; pas de toux, pas d'expectoration, respiration normale; pouls assez fort, mais un peu fréquent; langue plate, humide, un peu saburrale; appétit, digestions faciles, pas de diarrhée; sommeil assez calme, mais avec sueurs nocturnes quotidiennes, peu fortes, sans refroidissement sensible. Les parties molles du moignon sont œdémateuses, gonflées, et un peu rétractées; légère saillie de l'os, qui est noirâtre; l'extrémité du canal est vide; la plaie est pâle, grisâtre, la suppuration séreuse et fétide; douleurs sourdes et profondes le long de l'humérus, qui ne paraît pas gonflé; intégrité apparente de l'articulation scapulo-humérale; le blessé reste levé une partie de la journée et se promène chaque jour au grand air; il mange la demie complète matin et soir.

Les jours suivants, la conicité du moignon se prononce davantage, sans aggravation des symptômes généraux.

Le 11, saillie de l'os d'au moins deux centimètres, complètement dénudé de son périoste. Ce blessé, qui est doué d'une grande énergie morale, et qui ne se doute guère de la gravité de son état, me prie de lui couper encore un bout de l'os pour accélérer la cicatrisation de la plaie. Après avoir détaché et relevé les parties molles, je réséque quatre centimètres de l'extrémité inférieure de l'humérus. Trouvant la moelle très-altérée, j'incise verticalement les lambeaux en dehors, et je réséque encore trois centimètres. Le tissu médullaire est encore malade, rouge, gonflé, et présente plusieurs points grisâtres. Il y a un excédant de lambeaux qui recouvre l'os sans exercer aucune pression sur son extrémité. Les jours suivants, amélioration locale et générale très-grande, bien que les sueurs nocturnes ne cessent pas complètement.

Le 15, aggravation de tous les symptômes : anxiété, tristesse, abattement, vive préoccupation, toux assez forte, expectoration blanchâtre, respiration un peu accélérée mais facile, inappétence complète, peu de soif, selles liquides, pouls fébrile, fréquent, peu développé, douleurs dans le moignon, et surtout dans l'articulation scapulo-humérale. Dans la journée, frissons vagues, irréguliers ; sueur abondante dans la nuit.

Le 16, malgré l'énergie du moral, qui est toujours bon, le blessé est triste, abattu, morose, irascible ; persistance des symptômes généraux : potion ipécastibiée, qui produit plusieurs vomissements et plusieurs selles. Assez bien toute la journée ; pas de frissons ; le soir un peu de refroidissement ; dans la nuit, sueur peu forte.

Le 17, état général beaucoup plus satisfaisant ; respiration facile, toux peu fréquente, appétit prononcé ; mais les chairs du moignon commencent à s'atrophier et à se rétracter ; l'os n'est pas encore visible ; la suppuration est plus claire, grisâtre et fétide ; le moignon de l'épaule est gonflé et plus douloureux.

Le 18 et le 19, moins bien ; mais le blessé continue à se lever chaque jour, et se promène dans le jardin.

Le 20, tumeur fluctuante au niveau de la partie moyenne du bord inférieur du grand pectoral venant de l'articulation scapulo-humérale ; l'incision de cette tumeur donne issue à une assez grande quantité de pus séreux et blanchâtre. Les jours suivants, état général plus satisfaisant, diminution du gonflement articulaire, persistance du trajet fistuleux. Jusqu'à la fin du mois, alternatives de bien et de mal ; mais, en somme, l'état du blessé s'aggrave évidemment ; l'amaigrissement fait des progrès.

Dans les premiers jours de novembre, il y a une amélioration physique et morale très-grande. Les symptômes pectoraux sont presque dissipés; l'appétit est meilleur, les digestions faciles, sans diarrhée; mais les parties molles du moignon se rétractent de plus en plus; l'articulation est toujours un peu douloureuse; le trajet fisltuleux continue de fournir une suppuration de mauvaise nature; il n'y a plus de frissons, le soir pas de refroidissement sensible, mais les sueurs nocturnes continuent, l'amaigrissement semble plus prononcé, et la figure légèrement plombée.

Le 9 novembre, l'état du malade s'aggrave de nouveau : la sueur est plus abondante, l'appétit presque nul, la faiblesse assez grande, la marche mal assurée. La toux est peu forte, nullement douloureuse, l'expectoration peu abondante et blanchâtre; il n'existe aucun point pleurétique, mais le murmure vésiculaire est peu distinct; on entend quelques bulles de râle sous-crépitant disséminées; la respiration ne paraît pas gênée ni sensiblement accélérée; l'os fait une saillie prononcée; l'extrémité de son canal est vide, noirâtre, et exhale une odeur infecte; l'articulation est peu douloureuse, sans gonflement, sans frottement rude; le trajet fistuleux donne toujours une suppuration peu abondante, claire, grisâtre, presque inodore.

Lagrange, désolé de voir son état empirer, exprime amèrement le regret de ne pouvoir guérir, et consent sans peine à la désarticulation du restant de l'humérus, qui est pratiquée immédiatement et suivie d'une grande amélioration qui se maintient jusqu'au 22, mais sans réparation sensible de l'état général, malgré une alimentation convenable, des digestions faciles, l'absence de diarrhée, et le peu d'abondance de sueur pendant la nuit. Ensuite les symptômes d'infection purulente se raniment, marchent lentement; l'amaigrissement fait des progrès ; il se forme un épanchement dans le côté gauche, et la mort arrive le 17 décembre à l'hôpital de Gulhané, sur lequel Lagrange avait été évacué.

La gangrène avec emphysème, la pourriture d'hôpital et l'infection purulente ont sévi sur des blessés qui avaient été soumis aux mêmes influences débilitantes, qui se trouvaient dans les mêmes conditions hygiéniques mauvaises, qui présentaient à peu près les mêmes lésions physiques, qui souvent avaient subi les mêmes opérations. Ces trois accidents ont le plus souvent présenté des symptômes préliminaires, sinon parfaitement semblables, au moins très-analogues. L'imminence morbide n'avait rien de spécial, elle traduisait un état pathologique général; mais rien ne pouvait faire pronostiquer une complication plutôt qu'une autre. D'après ces considérations, ces analogies étiologiques, il serait presque permis d'établir et de conclure que les mêmes causes morbides peuvent produire des états pathologiques différents. Mais si un principe de philosophie dit qu'il ne faut pas multiplier les êtres sans nécessité, un axiôme de logique dit que les mêmes causes produisent toujours les mêmes effets. Malgré la ressemblance ou l'analogie des phénomènes initiaux, je crois qu'il est impossible de confondre en un seul tout des états morbides aussi dissemblables, et de ne pas voir toutes les différences symptomatologiques et anatomo-pathologiques qui caractérisent, à la période d'état, les trois accidents précités. La prédisposition individuelle, l'idiosyncrasie, ne suffit pas pour expliquer une telle différence; il faut nécessairement admettre une modification profonde dans la nature de l'agent septique et dans le mode d'intoxication.

J'ai dit que les trois complications qui ont fait périr un grand nombre de blessés et d'amputés ont eu pour causes prédisposantes les influences débilitantes qui ont agi sur l'armée de Crimée d'une manière active et prolongée, et pour causes déterminantes principalement les mauvaises conditions hygiéniques des hôpitaux de Constantinople. Aurait-on pu éviter ces deux causes de destruction? Quiconque a suivi toutes les phases de la guerre d'Orient, a vu les

choses de près, a fait la part de l'imprévu, a sainement apprécié toutes les difficultés de la situation,
surtout la difficulté de compenser l'insuffisance des
ressources locales, et qui ne veut pas dépasser les
limites du possible, répondra négativement.

Les complications traumatiques que nous avons
observées dans les hôpitaux de Constantinople ont
existé probablement de tout temps, sous des noms différents, dans les situations difficiles, et se représen-
teront encore avec des différences d'intensité, de
gravité et de durée, après toutes les grandes batailles, dans toutes les grandes guerres ; parce qu'alors
les ressources sont presque toujours et forcément
au-dessous des besoins. Le siège de Sébastopol a été
une très-grande bataille qui a duré onze mois et
demi, avec des complications et des incidents qui
n'ont peut-être jamais existé dans d'autres circonstances de guerre. Mais quand on ne peut prévenir
un accident, il faut au moins en atténuer autant que
possible les conséquences fâcheuses, et ne pas laisser perdre pour l'avenir l'expérience d'un passé
difficile, qui, bien observé, aurait pu être très-riche
en enseignements pratiques.

DEUXIÈME PARTIE.

APPRÉCIATION DES MÉTHODES OPÉRATOIRES ET DES DEUX MODES
DE RÉUNION.

STATISTIQUE des amputations primitives et consécutives, traitées du 1er mai au 1er novembre 1855, avec indication des causes de mort.

RÉGION.		opérés.	guéris.	morts.	par accidents divers.	emphysème gangreneux.	pourriture d'hôpital.	infection purulente.
		NOMBRE DE			CAUSES DE MORT			
Amputations dans la continuité.								
D'un ou de plusieurs mé-	primitives. .	2	1	1	//	//	1	//
tacarpiens.	consécutives.	5	3	2	//	//	//	2
De l'avant-bras	primitives. .	24	16	8	//	1	//	7
	consécutives.	9	3	6	1	//	//	5
Du bras	primitives. .	122	70	52	3	6	2	41
	consécutives.	30	12	18	1	2	1	14
D'un ou de plusieurs mé-	primitives. .	1	//	1	//	//	//	1
tatarsiens	consécutives.	//	//	//	//	//	//	//
De la jambe (partie in-	primitives. .	13	6	7	//	//	//	7
férieure).	consécutives.	1	//	1	//	//	//	1
De la jambe (partie su-	primitives. .	107	59	48	3	9	1	35
périeure).	consécutives.	46	13	33	3	5	7	18
De la cuisse	primitives. .	84	31	53	1	9	4	39
	consécutives.	46	2	44	6	15	//	23
A reporter. . .		490	216	274	18	30	16	193

RÉGION.		opérés.	guéris.	morts.	par accidents divers.	emphysème gangreneux.	pourriture d'hôpital.	infection purulente.
Report		490	216	274	18	30	16	193
Désarticulations.								
D'un ou de plusieurs doigts	primitives	11	11	"	"	"	"	"
	consécutives	8	7	1	"	"	1	"
D'un ou de plusieurs métacarpiens	primitives	3	2	1	"	"	1	"
	consécutives	1	1	"	"	"	"	"
Du poignet	primitives	3	1	2	1	"	1	"
	consécutives	11	8	3	"	"	1	2
Du coude	primitives	3	3	"	"	"	"	"
	consécutives	17	13	4	1	1	1	1
De l'épaule	primitives	21	11	10	"	3	"	7
	consécutives	21	4	17	4	7	"	6
D'un ou de plusieurs orteils	primitives	4	3	1	"	"	"	1
	consécutives	5	3	2	"	"	2	"
D'un ou de plusieurs métatarsiens	primitives	2	2	"	"	"	"	"
	consécutives	"	"	"	"	"	"	"
Tarso-métatarsienne	primitives	2	"	2	"	"	"	2
	consécutives	4	2	2	"	1	"	1
Médio-tarsienne	primitives	2	"	2	"	"	1	1
	consécutives	"	"	"	"	"	"	"
Sous-astragalienne	primitives	"	"	"	"	"	"	"
	consécutives	2	"	2	"	"	"	2
Tibio-astragalienne	primitives	4	3	1	"	"	"	1
	consécutives	8	2	6	"	1	1	4
Fémoro-tibiale	primitives	8	1	7	"	1	"	6
	consécutives	4	"	4	1	3	"	"
Coxo-fémorale	primitives	"	"	"	"	"	"	"
	consécutives	2	"	2	2	"	"	"
Résections	primitives	3	1	2	"	1	"	1
	consécutives	"	"	"	"	"	"	"
TOTAUX		639	294	345	27	65	25	228
			639			345		

Étant connues les mauvaises conditions individuelles et générales dans lesquelles se trouvaient
les blessés et les amputés de l'armée d'Orient, les
complications et les accidents qui ont été causes de
mort, je crois que de l'examen et de la comparaison
des méthodes thérapeutiques, des méthodes et des
procédés opératoires, il est possible de déduire des
conséquences pratiques d'une importance réelle.

L'examen comparatif des deux tableaux statistiques démontre :

1º Que les amputations primitives ont donné beaucoup plus de guérisons que les amputations consécutives, puisque quatre cent dix-neuf amputations primitives faites en Crimée ont donné cent quatre-vingt-
dix-huit morts et deux cent vingt-une guérisons—plus
de la moitié ; tandis que deux cent vingt amputations
consécutives, faites à l'hôpital, ont donné cent qua-
rante-sept morts et soixante-treize guérisons—seulement le tiers; différence qui prouve d'une manière incontestable l'avantage des amputations primitives sur
les amputations consécutives ; résultat conforme aux
préceptes des auteurs classiques. La différence serait
encore bien plus grande, si j'avais éliminé de la
statistique toutes les amputations ultérieures faites
à l'hôpital pour causes diverses, qui ont donné plus
de guérisons que les amputations secondaires.

2º Que les désarticulations primitives et consécutives ont donné une supériorité de guérisons incontestable sur le nombre de guérisons donné par
les amputations primitives et consécutives dans la
continuité. Ainsi, quatre cent quatre-vingt-dix amputations dans la continuité, faites en Crimée et à l'hôpital, ont donné deux cent soixante-quatorze morts
et deux cent seize guérisons — beaucoup moins de
moitié ; tandis que cent quarante-six désarticulations
faites à l'hôpital et en Crimée ont donné soixante-neuf
morts et soixante-dix-sept guérisons—plus de la moitié. Conclusion rigoureuse en faveur de l'amputation
dans la contiguïté, beaucoup moins souvent suivie

d'infection purulente que l'amputation dans la continuité, puisque cette complication a fait mourir, comme je l'ai déjà dit, un amputé sur deux et demi après la section de l'os, et seulement un sur quatre trois cinquièmes après la désarticulation. Mais il faut soigneusement noter que les désarticulations n'ont été avantageuses qu'aux membres supérieurs, où elles ont donné deux tiers de guérisons; tandis qu'aux membres inférieurs elles n'en ont donné que le tiers : résultat moins avantageux que pour les amputations dans la continuité.

Aux membres supérieurs, les amputations dans la continuité, comme les amputations dans la contiguïté, ont donné beaucoup plus de guérisons que les amputations faites sur les membres inférieurs ; résultat conforme à celui que l'on obtient partout. Mais, dans les circonstances précitées, il s'explique non-seulement par le moindre volume de la partie retranchée, par la moindre perturbation fonctionnelle, mais surtout par la possibilité de faire lever plus tôt les amputés, et de les sortir du foyer d'infection ; par la possibilité que nous avions de les faire transporter quelques jours après l'opération, dans le jardin, où ils passaient une partie de la journée convenablement abrités du vent et du soleil; tandis que les amputés des membres inférieurs, toujours très-difficiles à déplacer, ne pouvaient être portés au grand air qu'après un temps très-long, et seulement lorsque la guérison était assez avancée pour n'avoir rien à craindre des secousses imprimées au moignon et à tout le corps.

Malgré le principe de chirurgie qui recommande d'amputer le plus loin possible du tronc, ayant constaté, dès les premiers temps, la fréquence de l'ostéomyélite, et ses conséquences redoutables, je n'ai pas craint, mais au membre supérieur seulement, de sacrifier un peu plus de parties saines pour remonter jusqu'à l'articulation supérieure de la section du membre, que j'aurais pu amputer plus bas dans la continuité. Je n'ai eu depuis qu'à me féliciter de cette dérogation aux lois classiques de la théorie ; et mes convictions à ce sujet, basées sur des résultats comparatifs incontestables, sont si solidement établies, qu'en présence des mêmes circonstances pathogéniques j'agirais encore comme je l'ai fait.

Lorsqu'il y a nécessité d'amputer dans la continuité ou la contiguïté, on a le choix, le plus souvent du moins, entre les méthodes circulaire, ovalaire ou à lambeaux. Mais, avant d'opter, il faut peser mûrement les avantages et les inconvénients de chacune d'elles, d'après la nature et la fréquence des accidents et des complications qui se manifestent dans les circonstances présentes. Cette considération est d'une importance capitale, parce qu'elle excerce une grande influence sur les résultats, qui ne sont jamais l'effet du hasard ou du bonheur seulement.

Le luxe des méthodes et des procédés n'est pas toujours une richesse apparente et inutile : dans les circonstances de guerre, toutes les méthodes, tous les procédés peuvent trouver leur application ; mais il faut se tenir en garde contre les innovations et les nouveautés de la science qui ne sont pas applicables partout. La sagacité du chirurgien doit d'abord s'appliquer à faire une saine appréciation des circonstances dans lesquelles il se trouve, tant sous le rapport administratif que sous le rapport médical, pour faire ensuite un choix judicieux du mode opératoire ; mais ce choix doit être subordonné à trois conditions corrélatives : la méthode, le procédé, le mode de réunion. On n'a pas toujours le choix de la méthode opératoire, qui est souvent imposée par les circonstances de la blessure, la désorganisation des parties molles, ou la lésion osseuse ; le plus souvent on a le choix du procédé ; on a toujours le choix entre la réunion médiate et la réunion immédiate.

Il faut toujours subordonner la méthode et le procédé opératoire au genre de réunion que l'on veut employer, pour rendre les pansements aussi simples et aussi faciles que possible, et pour épargner aux blessés des douleurs inutiles, qui deviennent bientôt dangereuses lorsqu'elles se répètent chaque jour. La réunion immédiate s'accommode aussi bien de l'amputation à lambeaux que de l'amputation circulaire; mais pour la réunion médiate, la méthode circulaire est de nécessité absolue, excepté pour quelques petites articulations où la méthode ovalaire peut se concilier avec la réunion par seconde intention.

D'après l'expérience pratique peu étendue que j'avais apportée d'Afrique, où j'ai pratiqué le plus souvent des amputations consécutives, la réunion médiate m'avait toujours donné des résultats faciles et plus complets que la réunion immédiate, malgré les conditions de climat si favorables à cette dernière. Dans les premiers temps de la campagne d'Orient, j'ai continué de réunir médiatement la plupart des plaies d'amputations; mais n'obtenant pas des résultats aussi satisfaisants qu'en Algérie, et prenant en considération la fréquence de l'infection purulente par suite de l'inflammation du canal médullaire, j'ai cru devoir donner la préférence à la réunion immédiate. Plus tard, la pourriture d'hôpital étant venue s'ajouter à l'infection purulente, j'ai rejeté d'une manière presque absolue la réunion médiate pour me conformer aux préceptes des auteurs en pareille circonstance. Cette méthode étant très-insuffisante ou, pour mieux dire, complètement impuissante contre l'ostéo-myélite et la pourriture d'hôpital, j'ai pensé qu'en suivant les préceptes de M. Sédillot je réussirais peut-être à prévenir les deux complications graves qui trop souvent venaient compromettre le succès de nos opérations. En conséquence, dans le plus grand nombre des amputations pratiquées dans la continuité, j'ai fait un seul lambeau qu'il était facile de maintenir par des sutures et des bandelettes agglutinatives, de manière à fermer hermétiquement l'extrémité du canal médullaire, et à soustraire complètement la plaie à l'action de l'atmosphère miasmatique. Les résultats ayant été aussi négatifs, et même plus fâcheux que par l'amputation circulaire et la réunion immédiate, j'ai dû revenir à la réunion médiate, dont je n'ai obtenu des résultats complètement satisfaisants qu'après l'avoir pratiquée suivant les préceptes classiques. La manchette retournée et les chairs convenablement écartées, il faut appliquer sur l'extrémité de l'os le plein d'une compresse enduite de cérat, ou mieux de styrax ; on place par-dessus un gâteau de charpie d'une épaisseur convenable ; on rabat ensuite la manchette par-dessus les deux pièces précédentes que l'on maintient avec le doigt jusqu'au fond de la plaie, pour que toutes les parties de la surface traumatique soient séparées et qu'elles ne puissent en aucun point s'agglutiner entre elles; ensuite les lèvres de la plaie, rapprochées à une certaine distance l'une de l'autre, sont maintenues par des bandelettes agglutinatives. Les résultats que j'ai obtenus dans les derniers temps par la méthode circulaire et la réunion médiate m'ont laissé le regret d'avoir fini par où j'aurais dû commencer, ou du moins de n'avoir pas persisté dans ma première manière de faire.

En raison de l'extrême affaiblissement de nos blessés, de la lenteur ou de l'inertie des mouvements organiques, les moignons restaient quelquefois sans réaction aucune, sans douleur, sans suppuration apparente. Dans la grande majorité des cas, le moignon devenait dans les premiers jours le siège d'un gonflement médiocre, pâteux, indolent ou peu sensible, fournissant une suppuration ténue, claire, grisâtre, souvent sanguinolente, rarement séro-purulente. Souvent les lèvres s'agglutinaient assez pour rester en contact, lorsqu'au bout de quelques jours on enlevait les moyens contentifs, et faire croire à une réunion réelle ; mais le gonflement persistait médiocre et indolent, le fond de la plaie n'éprouvait aucune modification, aucun travail de détersion ni de cicatrisation ; il se transformait en foyer purulent

qui continuait de fournir par les ouvertures ménagées une suppuration de quantité variable et toujours
de mauvaise nature. Dans les cas les plus heureux,
cet état durait longtemps, s'accompagnait d'accidents
successifs, variés, qui décourageaient le malade, réagissaient défavorablement sur les fonctions plastiques, empêchaient la réparation des forces, prolongeaient le séjour des amputés à l'hôpital, et les tenaient sous la menace incessante de complications
graves qui, plus d'une fois, ont été causes de mort au
moment où l'on croyait toucher à une guérison certaine et complète. Le plus souvent l'ostéo-myélite se
développait sourdement, sans douleurs vives, sans
réaction intense, même prononcée; l'intoxication se
faisait lentement et progressivement. Bientôt les
bords de la plaie, ou les lambeaux, s'écartaient
spontanément sous l'influence d'une faible augmentation du gonflement, ou simplement par la rétraction
des parties molles que provoquait l'inflammation du
canal médullaire, et laissaient voir une large plaie
fongueuse, grisâtre, qui se desséchait promptement
et devenait noirâtre. Au fond apparaissaient le bout
de l'os déjà un peu décollé de son périoste, et la moelle
un peu gonflée, rougeâtre, dépassant rarement la
surface de section, souvent déjà suppurée et fournissant un liquide noirâtre et fétide.

Lorsque la plaie avait été recouverte d'un lambeau
unique, celui-ci se rétractait progressivement sous
l'influence de l'ostéo-myélite, laissait à nu le bout
de l'os et une large partie de la plaie, inconvénient
qui ajoutait peu à la gravité de l'affection, mais qui
prouvait la parfaite inutilité de ce moyen prétendu
prophylactique. Dans les cas de pourriture, ce lambeau devenait le siège d'un gonflement œdémateux
avec douleurs vives, brûlantes, qui, ne permettant
plus de le maintenir en place, rendaient les pansements difficiles et excessivement douloureux pour
le patient.

D'autres fois, malgré les apparences d'une réunion

immédiate, survenaient des symptômes généraux
plus ou moins intenses, le gonflement du moignon
se déclarait ou augmentait rapidement, et les lèvres
de la plaie, en s'écartant, mettaient à nu une vaste
surface traumatique, fongueuse, grisâtre, très-dou-
loureuse, se recouvrant bientôt de plaques ulcé-
reuses qui s'étendaient simultanément en largeur et
en profondeur, étaient promptement suivies de fusées gangréneuses, avec désorganisation rapide des
parties molles. Dans ce cas, la pourriture d'hôpital,
qui évidemment procédait de l'intérieur à l'extérieur, marchait rapidement, résistait le plus souvent
à tous les efforts de la thérapeutique, et causait des
douleurs excessives, suivies presque inévitablement
d'une mort rapide.

Malgré les nombreuses tentatives de réunion immédiate que j'ai faites, je n'ai vu qu'une seule fois
cette méthode couronnée d'un succès complet sur
un sous-officier, blessé à la bataille de l'Alma d'un
coup de balle qui avait produit une fracture en apparence peu grave de la malléole externe, suivie
d'arthrite et de fusées purulentes dans le pied. Entré à l'hôpital de Kanlidjé, le 24 septembre 1854, il
a été amputé le 13 octobre à lambeau latéral externe. La réunion se fit dans toute l'étendue de la
plaie, sans suppuration, sans accidents primitifs. Le
quinzième jour, toutes les ligatures étaient tombées;
le dix-huitième, il se forma sur la face antérieure du
tibia un abcès phlegmoneux qui disparut par une
large incision; le 25, le blessé marchait avec des
béquilles. Depuis il n'est survenu aucun accident, et
la guérison est restée solide et définitive.

L'occlusion du canal médullaire par un ou deux
lambeaux n'a jamais empêché le développement de
l'ostéo-myélite, que nous avons même souvent observé après les amputations dans la contiguïté, et
plusieurs fois sur des moignons complètement et
solidement cicatrisés; elle a même favorisé d'une
manière très-positive le développement de la pyo-

hémie, en empêchant la modification des parties profondes du moignon, en entretenant une suppuration de mauvaise nature, en gênant son écoulement et en favorisant sa résorption.

La réunion immédiate n'a pas empêché le moignon de nos amputés d'être souvent atteint de pourriture d'hôpital, qui, dans ce cas, a toujours sévi avec plus d'intensité, a marché plus rapidement, et a été beaucoup plus difficile à combattre.

Quelques auteurs ont avancé que la réunion immédiate doit toujours être tentée, parce que dans le cas d'insuccès il n'en résulte aucun inconvénient, et qu'il reste toujours la facilité de revenir à la réunion médiate ; mais des faits nombreux nous ont démontré combien ce raisonnement est erroné, combien ce précepte est d'une application insuffisante et défavorable dans les circonstances exceptionnelles. La possibilité admise par d'autres d'écarter les lèvres de la plaie lorsque surviennent des accidents qui obligent de renoncer à la réunion immédiate, est une mauvaise raison donnée par les partisans de la méthode. Les conditions sont alors très-défavorables ; les tissus ne sont plus dans l'état qu'ils présentaient immédiatement après l'opération ; ils ne sont plus susceptibles d'une modification ni facile, ni suffisante, parce qu'ils sont alors dans un état pathologique qui ne permet plus un pansement convenable, qui ajoute aux souffrances du blessé, et qui augmente les chances fâcheuses des accidents consécutifs déjà imminents, par les douleurs qu'elle détermine, et souvent par la perte de sang qui en résulte presque inévitablement. Cette pratique était essentiellement mauvaise dans les conditions où nous nous trouvions ; je l'ai souvent trouvée difficile, quelquefois impossible, et presque constamment plus nuisible qu'utile.

La réunion immédiate ayant eu tous les inconvénients de la méthode et aucun des avantages ; on doit en pareille circonstance la rejeter d'une manière presque absolue, pour donner la préférence à la réunion médiate, si les faits démontrent que celle-ci est plus avantageuse que l'autre.

En raison de la faiblesse, du peu de vitalité et du défaut de réaction énergique chez nos amputés, tous les inconvénients immédiats de la réunion par seconde intention disparaissaient, ou étaient infiniment moindres qu'on ne les observe dans les conditions normales. La réaction, soit locale, soit générale, n'était jamais assez forte pour causer des accidents; le contact des pièces d'appareil sur les parties molles de la surface traumatique, sur les extrémités nerveuses, produisait des douleurs peu vives et ordinairement de courte durée; mais ces douleurs déterminaient une excitation toujours salutaire et souvent suffisante pour produire une suppuration plus abondante, moins séreuse, moins liquide, qui imbibait facilement la charpie renfermée dans la plaie et facilitait sa sortie spontanée ou son extraction au bout de quelques jours. Les moignons ne présentaient pas cet engorgement pâteux, indolent, sub-inflammatoire, si fréquent après la réunion par première intention; à la chute du tampon on trouvait le fond de la plaie, sinon d'un rouge vermeil, au moins dégorgé, et souvent déjà recouvert de quelques granulations rougeâtres qu'il était possible d'entretenir et de favoriser par la répétition quotidienne du même pansement et par l'application de topiques convenables. La suppuration n'était jamais assez abondante pour augmenter la faiblesse des amputés, ni assez prolongée pour empêcher la réparation des forces, qui au contraire se faisait beaucoup plus rapidement et plus complètement qu'après la réunion immédiate. La plaie se cicatrisait du fond à la surface, presque toujours régulièrement et toujours beaucoup plus vite; les pansements étaient plus faciles, moins douloureux, les complications plus rares et plus faciles à combattre. Le contact des pièces d'appareil sur l'extrémité de l'os, loin de favoriser le dévelop-

pement de l'ostéo-myélite, m'a paru au contraire
agir d'une manière avantageuse en favorisant l'écou·
lement du pus qui était toujours d'une meilleure nature, moins âcre et moins irritant, et en empêchant
sa résorption, les clapiers et les fusées purulentes.

Si la réunion médiate ne prévenait pas toujours
l'inflammation du canal médullaire, elle laissait au
moins la possibilité de combattre le mal avec énergie
dès l'apparition des premiers symptômes, et je l'ai
fait plusieurs fois avec un succès complet au moyen
du perchlorure de fer ou de tout autre équivalent
thérapeutique.

Malgré l'autorité des auteurs classiques et de l'o-
pinion générale, je puis affirmer que la pourriture
d'hôpital s'est déclarée beaucoup plus rarement et
avec moins d'intensité sur les moignons réunis médiatement que sur les autres ; résultat qui me paraît
la conséquence d'une réparation générale plus active,
d'un déplacement plus facile des amputés, et d'un
séjour moins prolongé à l'hôpital. Lorsqu'elle se
déclarait, elle était moins intense, sa marche moins
rapide, elle était plus accessible aux agents thérapeutiques, et facile à combattre dès son début.

Enfin, la gangrène avec emphysème, cette redoutable complication qui a été constamment mortelle,
ne s'est pas déclarée une seule fois sur les moignons
réunis médiatement, preuve certaine et positive de
la modification rapide et salutaire qu'éprouvaient la
suppuration et les solides qui la fournissaient.

Je ne me rappelle pas avoir vu après la réunion
médiate une seule hémorrhagie primitive sérieuse,
ni une seule hémorrhagie consécutive assez grave
pour nécessiter la ligature de l'artère principale du
membre ; circonstance qui s'est souvent présentée
après la réunion immédiate.

Après les amputations dans la continuité, la réunion médiate est toujours possible et facile, parce
que la méthode circulaire, toujours praticable, doit en
pareille circonstance être adoptée, sinon d'une ma-

nière exclusive, au moins comme méthode générale.

Dans les désarticulations, quelle que soit la méthode à laquelle on donne la préférence, il faut en définitive presque toujours tailler des lambeaux plus ou moins longs, plus ou moins larges, plus ou moins épais, suivant le procédé que l'on choisit, ou que commandent les conditions de la blessure et la désorganisation des parties ; mais, quand on a le choix de la méthode et du procédé, il faut autant que possible se rapprocher de l'amputation circulaire, conserver beaucoup de téguments et peu de muscles. Excepté les circonstances qui rendent la réunion immédiate de nécessité absolue, la réunion médiate jouit encore ici de tous ses avantages ; elle m'a presque toujours réussi lorsque je l'ai employée, et doit encore obtenir la préférence.

Après les désarticulations, dans la grande majorité des cas nous avons réussi plus ou moins médiatement, en ménageant au centre de la plaie une ouverture ou un canal central pour faciliter l'écoulement des liquides. Mais ici encore j'ai le regret d'avoir persisté trop longtemps dans cette manière de faire, recommandée par M. Sédillot ; parce qu'en pareille circonstance il ne faut pas de terme moyen : il ne suffit pas de faciliter l'écoulement de la matière purulente, il faut changer au plus tôt sa nature mauvaise en modifiant profondément les parties qui la fournissent ; et si le traitement local n'est pas toujours suffisant pour obtenir ce résultat, il vient puissamment en aide au traitement général.

Quel que soit le procédé ou la méthode dont on a fait choix, le pansement du moignon est une chose très-importante, qui exerce une grande influence sur le résultat définitif des amputations, et qui doit sérieusement préoccuper le chirurgien d'armée. Ici encore, il faut prendre en considération toutes les circonstances de guerre pour faire un choix judicieux et joindre la simplicité à la solidité. Un pansement bien fait ne doit pas seulement consister à

fixer solidement les pièces d'appareil par des tours
de bande symétriquement appliqués, mais à faire
un choix raisonné pour pouvoir remplir les indications facilement et en temps opportun, pour éviter
les inconvénients et procurer les avantages qu'il
doit donner.

Après la réunion par première intention, le mode
de pansement n'est certainement pas indifférent ;
mais le chirurgien ne doit en quelque sorte s'attacher qu'à éviter les inconvénients sans se préoccuper beaucoup des avantages qui sont presque indépendants de son influence, puisque la nature seule
doit faire les frais de la guérison. Il ne peut qu'assurer l'affrontement des bords de la plaie par les
moyens contentifs appropriés, la préserver de l'action nuisible des agents extérieurs, et, lorsque des
accidents se présentent, les combattre par une médication locale ou générale.

Dans la réunion médiate, au contraire, le chirurgien se réserve le droit et la possibilité de modifier
l'état local suivant les indications, et de diriger la
force de cicatrisation suivant les circonstances particulières dans lesquelles il se trouve, et suivant l'état
local et général du blessé ; son intervention est toujours active, et peut être souvent très-efficace.

Après la réunion par première intention, il faut
presque toujours assurer la position des lambeaux
par des points de suture, ou par des moyens contentifs souvent douloureux toujours longs et difficiles à
appliquer convenablement, qu'il faut renouveler souvent et continuer longtemps lorsqu'il n'y a pas de
réunion immédiate solide. Lorsque surviennent des
accidents, les lambeaux sont difficiles à maintenir en
place, et rendent presque toujours les pansements
longs, difficiles et douloureux.

Dans la réunion médiate, quelques bandelettes de
sparadrap suffisent pour maintenir à distance les
téguments conservés rabattus par-dessus les pièces
de pansement interposées aux lèvres de la plaie. Au

bout de quelques jours, les moyens contentifs ne sont plus utiles ni nécessaires.

Le pansement est simple, facile et promptement fait, quelle que soit la nature des accidents intercurrents.

Après avoir flotté longtemps entre la réunion médiate et la réunion immédiate, j'ai pu apprécier tous les inconvénients de l'une et de l'autre, augmentés par l'influence des circonstances mauvaises au milieu desquelles nous opérions. Mais enfin, convaincu par l'évidence des faits et par plusieurs résultats successifs, j'ai complètement abandonné la réunion immédiate, et accordé une préférence presque exclusive à la réunion médiate appliquée comme je l'ai dit, c'est-à-dire en portant jusque sur l'extrémité de l'os un corps étranger, pour séparer complètement les parties divisées, jusqu'à modification suffisante de la surface traumatique. Je ne prétends pas avoir toujours réussi, parce qu'il n'est pas de méthode qui réussisse toujours; mais j'ai obtenu une supériorité de guérison trop évidente pour ne pas croire la réunion médiate bien préférable en pareille circonstance.

Sur tous les amputés évacués de Crimée, les moignons étaient réunis par première intention, avec ou sans sutures. A leur arrivée, fort souvent les pièces de pansement, imbibées de sang et de liquides purulents concrétés, durcis, formaient un appareil solidifié, dans lequel le moignon emprisonné et comprimé était le siège de douleurs vives et très-pénibles, qu'augmentait encore le mouvement vermiculaire des parasites nombreux développés pendant la traversée. On observait sur le plus grand nombre un gonflement œdémateux plus ou moins fort, suivant la nature des moyens contentifs employés. Lorsque ceux-ci pouvaient céder, les bords de la plaie s'écartaient largement; le gonflement était moins fort, les douleurs moins vives, la réaction nulle ou peu forte. Quand, au contraire, les bandelettes étaient trop solidement appliquées, ou les lambeaux réunis par des points de suture, le gonflement était toujours plus fort, parfois très-volumineux, quelquefois phlegmoneux, les douleurs locales vives, avec étranglement, réaction et fièvre intense. Les téguments, largement déchirés ou complètement coupés par les fils, présentaient des bords frangés, dentelés, douloureux et difficiles à maintenir. Il fallait enlever immédiatement tous les moyens contentifs, les remplacer par un pansement simple, combattre l'inflammation et le gonflement par les calmants et les adoucissants seuls, l'épuisement des blessés proscrivant l'emploi des anti-phlogistiques.

Ces moyens, d'une action toute locale et peu énergique, triomphaient lentement et difficilement des accidents. La plaie du moignon, largement ouverte et présentant quelquefois des dimensions énormes, se trouvait ramenée à un état intermédiaire à la réunion par première et par seconde intention, ayant tous les inconvénients de la première et très-peu des avantages de la seconde, parce que les topiques ne pouvaient agir qu'à la surface sans modifier le fond, caché par le gonflement des parties molles. Le plus souvent le gonflement, après avoir cédé lentement, difficilement, et toujours très-incomplètement, était suivi d'ostéo-myélite et d'infection purulente.

Les inconvénients de la réunion immédiate que je viens de signaler ont été trop fréquents, et souvent trop graves, pour ne pas mériter une attention particulière, et pour qu'on ne cherche pas le moyen de les prévenir. Sans cette complication, les amputations immédiates auraient donné des résultats beaucoup plus satisfaisants. Il conviendrait donc d'examiner si, à l'armée, lorsqu'un amputé doit voyager immédiatement, ou peu de jours après l'opération, et qu'il doit rester plusieurs jours privé des soins médicaux, des pansements nécessaires et possibles, la réunion médiate ne vaudrait pas mieux que la réunion immédiate. D'après la nature des accidents fréquents et nom-

breux que nous avons observés sur les amputés de
Crimée, je suis très-porté à croire que la réunion
médiate serait encore préférable à la réunion immédiate, malgré certains avantages incontestables
que présente celle-ci en pareille circonstance; mais
je n'ai aucune donnée comparative qui me permette
de dire que la réunion médiate aurait mieux réussi :
les probabilités, l'analogie et le raisonnement sont
en sa faveur, mais il faut toujours des faits pour
prouver la valeur d'une opinion.

APPRÉCIATION DE LA VALEUR DES DIFFÉRENTES OPÉRATIONS D'APRÈS LES RÉSULTATS OBTENUS.

En comparant les différentes amputations suivant
la section du membre, on trouve des résultats très-
différents qui sont de nature à faire ressortir la valeur des méthodes et des procédés suivant les circonstances particulières dans lesquelles on se trouve.

Doigts.

Dix-neuf désarticulations d'un ou de plusieurs
doigts ont donné seulement un mort, amputé à l'hôpital de deux doigts de la main gauche et d'un doigt
de la main droite. Toutes ces désarticulations ont
été faites par la méthode à lambeaux ou par la méthode ovalaire, et réunies immédiatement. Bien que
quelques-unes se soient réunies plus ou moins par
première intention, dans le plus grand nombre des
cas ce genre de réunion a échoué, et la plaie, ramenée facilement, en raison du peu d'épaisseur des
lambeaux et de l'absence de parties musculaires, aux
conditions de la réunion médiate, a guéri facilement. Cette grande proportion relative de guérisons n'est pas seulement l'effet de la réunion médiate, du peu de volume et du peu d'importance de
la partie retranchée, mais surtout la conséquence de
la possibilité laissée aux blessés de n'être point restés longtemps alités, et d'avoir pu se promener

chaque jour au grand air ; car le seul qui a succombé, n'étant libre d'aucune main, ne pouvant
s'habiller seul, et ayant été forcé de séjourner d'une
manière presque permanente au milieu du foyer
d'infection, les moignons ont été envahis par la
pourriture d'hôpital, qui a fait des progrès rapidement mortels.

D'après le nombre des guérisons obtenues, l'amputation des doigts pouvait encore passer pour une
petite opération ; mais à la région métacarpienne
l'amputation a présenté un degré de gravité et de
mortalité qui la range de suite au nombre des grandes
opérations.

Amputation des métacarpiens.

Sept amputations dans la continuité des métacarpiens, ont donné trois morts et quatre guérisons.
Quatre désarticulations de métacarpiens ont donné
une mort et trois guérisons.

Bien que le nombre des amputations pratiquées à
la région métacarpienne soit peu considérable, et
que la différence des résultats soit en faveur de la
désarticulation, d'après tous les faits que j'ai
observés pendant la durée de la campagne, je
crois que l'amputation dans la continuité des
métacarpiens avait beaucoup moins d'inconvénients que l'ouverture des articulations du carpe,
presque toujours suivie d'un engorgement sub-inflammatoire, diffus, pâteux, qui s'étendait rapidement aux articulations supérieures et aux gaînes
tendineuses, qui déterminait des abcès nombreux
et profonds, provoquait des douleurs vives, déterminait une suppuration abondante, et nécessitait
un décubitus prolongé. Après la désarticulation, les
trois guérisons ont été chèrement achetées par une
série d'accidents graves, et n'étaient pas encore
complètes ni bien assurées au départ des blessés.

L'amputation dans la continuité a simplement

consisté dans l'ablation du doigt correspondant et de la partie antérieure du métacarpien fracturé, avec résection de la partie postérieure. L'opération avait surtout pour but d'enlever les esquilles, de réséquer les pointes osseuses, de faciliter les pansements et l'écoulement du pus, de simplifier la plaie sans ajouter à la gravité de la lésion. La gravité des accidents qui survenaient presque constamment après l'ouverture des articulations du carpe, m'avait fait renoncer à la désarticulation de l'extrémité postérieure des métacarpiens.

Désarticulation du poignet.

Quatorze désarticulations du poignet, dont onze faites à l'hôpital sur des blessés déjà dans de mauvaises conditions individuelles, ont donné dix guérisons et quatre morts; résultat bien supérieur à celui des amputations dans la continuité et la contiguïté à la région métacarpienne. Presque toutes les désarticulations du poignet que nous avons faites à l'hôpital ont été pratiquées par la méthode circulaire et réunies par seconde intention. Toujours la guérison a été facile, sans complications graves, sans fusées purulentes dans les interstices musculaires et les gaînes tendineuses. Une seule fois j'ai employé la méthode elliptique à lambeau antérieur, qui, après être resté agglutiné quelques jours, se sépara spontanément, devint très-difficile à maintenir relevé, causa des douleurs vives suivies de pourriture d'hôpital qui désorganisa rapidement tout l'avant-bras.

Une autre désarticulation du poignet, pratiquée en Crimée avec conservation d'un seul lambeau antérieur, a présenté les mêmes inconvénients et fut suivie du même résultat. D'après ces deux insuccès, résultat probable du mode opératoire, je crois qu'en pareille circonstance, quand il n'est pas possible de compter sur la réunion immédiate et une guérison rapide, il faut rejeter d'une manière absolue la méthode elliptique et la méthode à lambeaux, à moins qu'une nécessité impérieuse ne rende leur emploi indispensable.

Bien que les désarticulations du poignet aient donné beaucoup plus de guérisons, et des guérisons plus complètes et plus faciles, que les amputations de la région métacarpienne, je ne veux pas en conclure qu'il faut rejeter celles-ci pour donner de suite la préférence aux premières. A l'armée, comme dans la pratique civile, dans les mauvaises conditions comme dans les bonnes, les résultats étant toujours incertains, il est des indications qu'il faut accepter et remplir, des chances qu'il faut courir, parce que la conservation d'une partie de la main, si petite qu'elle soit, est d'une trop grande importance pour le blessé, et qu'il reste toujours la possibilité d'une seconde opération, si des accidents graves venaient compromettre le succès de la première. Mais dans les cas douteux, dans les lésions étendues et complexes, avant de prendre un parti, il faut peser mûrement toutes les chances bonnes et mauvaises, ne pas trop donner au hasard, et, dans le doute, prendre le parti le plus sûr, en faisant immédiatement le sacrifice de la main toute entière. En Afrique, j'ai vu des mutilations énormes de la main suivies d'une guérison prompte, simple et facile; il suffisait de réséquer les pointes osseuses, d'enlever les parties complètement désorganisées, et de prendre les lambeaux où et comme on pouvait pour conserver au blessé quelques appendices toujours utiles; tandis qu'en Orient la moindre lésion osseuse de cette région était d'une guérison difficile, le plus souvent impossible, et l'amputation partielle presque toujours suivie d'accidents très-graves, souvent mortels.

Amputation de l'avant-bras dans la continuité.

Trente-trois amputations dans la continuité de

l'avant-bras ont donné quatorze morts et dix-neuf guérisons, presque les deux tiers; mais les amputations faites en Crimée ont donné deux tiers de guérisons, tandis que les amputations faites à l'hôpital, heureusement en petit nombre, n'en ont donné qu'un tiers. Sur quatorze décès, il y en a eu onze par infection purulente,qui a été constamment produite par l'inflammation du canal médullaire.

Toutes ces amputations ont été faites par la méthode circulaire, et réunies par première intention. Un seul fait m'autorise à croire-que la réunion médiate nous eût donné des résultats beaucoup plus satisfaisants, et surtout des guérisons plus complètes et plus solides.

Les amputations dans la continuité de l'avant-bras ont d'autant mieux réussi qu'elles ont été pratiquées plus près des articulations supérieure et inférieure : à la partie moyenne, elles ont été presque toujours suivies d'ostéo-myélite, d'infection purulente ou de la saillie des os. Les raisons données par lés auteurs qui rejettent l'amputation de l'avant-bras à sa partie inférieure ne me paraissent pas solides ni acceptables dans les conditions mauvaises où nous étions, parce que l'inflammation du canal médullaire, plus à craindre à la partie moyenne, a bien d'autres conséquences que l'inconvénient de n'avoir à la partie inférieure, dépourvue de muscles, qu'une cicatrice appliquée directement sur les extrémités osseuses mal protégées et susceptibles de la déchirer.

La guérison des amputations faites à la partie moyenne de l'avant-bras a toujours été longue, difficile, et plusieurs fois enrayée par des accidents graves, quelquefois par la pourriture d'hôpital, le plus souvent par l'inflammation chronique du canal médullaire sans pyohémie. Beaucoup d'amputés, à leur sortie de l'hôpital, conservaient encore des trajets fistuleux entretenus par la nécrose de l'extrémité des os. Sur plusieurs, une plus ou moins grande partie des téguments ayant été détruite par la pourriture, la cicatrice était mince, irrégulière, peu solide, formée de tissu cicatriciel recouvrant le bout des os, qui faisaient une saillie douloureuse et nécessitaient des moyens de protection.

Désarticulation du coude.

Vingt désarticulations du coude ont donné quatre morts et seize guérisons ; résultat heureux et sans doute exceptionnel, mais qui, au coude comme au poignet, prouve d'une manière incontestable la supériorité, dans les conditions où nous étions, des désarticulations sur les amputations dans la continuité, du moins pour le membre supérieur. Aussi, plusieurs fois j'ai préféré remonter de suite jusqu'au coude plutôt que d'amputer à la partie supérieure de l'avant-bras, parce que l'avantage de conserver l'articulation ét une faible partie de l'avant-bras ne me paraissait pas compenser suffisamment les inconvénients d'un insuccès beaucoup plus probable.

Pour la désarticulation du coude, nous avons employé presque constamment la méthode circulaire et la réunion immédiate ; une seule fois M. Maillefer a désarticulé par la méthode à lambeau antérieur. Bien que dans ce cas la réunion par première intention n'ait pas eu lieu dans toute l'étendue de la plaie, comme le lambeau était facile à maintenir en place, il n'est survenu aucun accident, et la guérison s'est faite assez rapidement. Malgré ce succès et l'avantage que présente le lambeau de retomber par son propre poids, de recouvrir facilement la plaie sans qu'il soit nécessaire d'employer des moyens conténtifs puissants et des pressions douloureuses, je trouve ce procédé peu favorable, et même défectueux, parce que la cicatrice placée à la partie postérieure et inférieure du membre est plus exposée aux pressions et aux chocs douloureux, mais surtout parce qu'il faut donner au lambeau une très-grande étendue pour l'avoir suffisamment long.

La méthode circulaire appliquée à la désarticulation du coude nécessite la réunion immédiate avec conservation d'une grande quantité de téguments doublés d'une faible couche musculaire. Mais la réunion médiate serait dans ce cas très favorable aussi, et donnerait probablement des résultats aussi satisfaisants ; je l'ai employée une seule fois, et la guérison a été facile, complète, et sans complications fâcheuses. Comme après la méthode circulaire, la partie antérieure des téguments est fortement rétractée par l'expansion fibreuse qui se détache du biceps pour se porter à l'aponévrose anti-brachiale, tandis que leur partie postérieure, ne subissant aucun mouvement de retrait, forme un excédant de lambeau gênant et nuisible. Pour rendre la réunion médiate facile et lui conserver tous ses avantages, il est bien préférable d'employer la méthode elliptique à lambeau antérieur : dans ce cas, la plaie se trouvant maintenue au-dessous des condyles, le pansement est simple, facile, et l'écoulement de la suppuration n'éprouve aucun obstacle. L'inconvénient de cette méthode est de placer la cicatrice tout à fait à la partie inférieure de l'humérus, et d'être d'une exécution peut-être un peu plus difficile que la méthode circulaire; mais ces deux inconvénients seraient plus que compensés par l'avantage d'obtenir une guérison facile, complète, exempte des complications graves qui sont toujours à craindre après la réunion immédiate.

Pour conserver à la méthode circulaire tous ses avantages et prévenir ses inconvénients, il faut tenir compte de la disposition anatomique de l'articulation, et des complications presque inévitables qui en sont la conséquence. Après la désarticulation avec ablation de l'olécrâne, dont la conservation est beaucoup plus nuisible qu'utile, il existe en arrière, au niveau de la cavité olécrânienne, une large poche sous-cutanée, doublée en avant d'une partie de la capsule synoviale. Cette cavité devient le plus ordinairement,

mais non toujours, le réceptacle du pus fourni par
une grande partie de la plaie, ce pus ayant plus de
tendance et de facilité à se porter en arrière qu'en
avant, contre les lois de la pesanteur. De plus, la peau
de la partie postérieure ramenée en avant s'applique
contre l'extrémité inférieure de l'humérus, et sépare
la surface traumatique en deux parties presque indépendantes l'une de l'autre. Ce foyer purulent de la cavité olécrânienne détermine une inflammation ulcérative de la peau avec réaction locale parfois assez
vive, si l'on attend l'ouverture spontanée des téguments. Bien que le pus ait peu de tendance à fuser
en haut et en arrière entre l'os et la couche musculaire, il s'étend plus ou moins latéralement avant de
perforer les téguments, et peut produire des désordres assez graves pour compromettre le succès de
l'opération, si l'on attend son évacution spontanée ;
aussi est-il presque toujours nécessaire et prudent
de pratiquer une ou plusieurs ponctions pour évacuer le liquide purulent aussitôt que sa présence est
constatée, ou seulement probable.

Les inconvénients que je viens de signaler me paraissent suffisamment compensés par la position de
la cicatrice qui est tout à fait transversale, et placée
en avant de la partie inférieure de l'humérus, au-
dessus des condyles, qui sont parfaitement recouverts.
Malgré la longueur des téguments conservés, et la
faible vitalité des blessés sur lesquels nous opérions,
je n'ai jamais observé aucun point gangréneux, et la
plaie s'est presque toujours réunie par première intention dans la plus grande partie de son étendue,
ou du moins l'agglutination de ses bords s'est maintenue jusqu'à la cicatrisation complète et définitive.
Quant au foyer purulent de la cavité olécrânienne,
il est facile de le prévenir par une incision verticale
de plusieurs centimètres de longueur faite sur la ligne
médiane, s'étendant de la partie supérieure de la capsule séreuse jusqu'au-dessus de la surface articulaire
humérale. Mais comme la tension des téguments tirés

de haut en bas et d'arrière en avant, suivant le grand
diamètre de l'incision, la fait disparaître, en facilite
la réunion, et la rendrait inutile, il faut encore in-
ciser transversalement la partie moyenne de chaque
lèvre de la plaie dans l'étendue d'un à deux centimètres de chaque côté, faire passer les fils des ligatures par l'angle inférieur pour y diriger autant que
possible le pus des parties antérieures, et ensuite
porter jusque dans la cavité olécrânienne, par l'incision cruciale, une mèche qui entretienne l'ouverture et facilite l'écoulement du pus. Cette mèche est
renouvelée à chaque pansement, et employée aussi
longtemps que sa présence est nécessaire pour prévenir la rétention du pus, qui du reste se ferait facilement jour à travers la cicatrice si on l'avait
laissé s'opérer prématurément.

Les avantages de cette incision cruciale sont très-
positifs; ils préviennent la formation d'un foyer purulent rétro-huméral qui ne se fait pas toujours,
mais qui arrive le plus souvent, cause des douleurs
inutiles et parfois assez vives pour déterminer une
réaction générale, produire une dénudation de l'os,
une ostéite et toutes ses conséquences fâcheuses.
Par cette incision, on se ménage la possibilité de
faire les injections détersives ou autres qui peuvent
devenir nécessaires.

Cette contre-ouverture préventive, qu'il faut toujours faire immédiatement, tandis que le malade est
encore sous l'influence du chloroforme, avant même
de faire les ligatures, n'est pas toujours indispensable, ni même nécessaire : j'ai eu dans mon service
un amputé de Crimée, opéré par la méthode circulaire, qui a guéri promptement et complètement
sans incision postérieure et sans formation d'aucun
foyer purulent. Mais ce fait a été exceptionnel, et
j'ai toujours vu se former un ou plusieurs abcès successifs à la partie postérieure de l'humérus lorsqu'on
s'était abstenu de l'incision cruciale.

Après des essais comparatifs qui m'ont permis de

constater tous les avantages de cette incision, je suis
arrivé à en généraliser l'emploi dans toute désarticulation du coude par la méthode circulaire. Aux
seize cas de guérison qui figurent dans cette statistique, je puis en ajouter cinq autres que j'ai obtenus
depuis sans perdre un seul malade , toujours par la
méthode circulaire avec l'incision postérieure, que
désormais je ferai toujours, parce qu'elle est inoffensive, peu ou pas douloureuse. Elle détermine à peine
l'écoulement de quelques gouttes de sang ; elle ne
peut être cause d'aucun accident ; elle peut, au contraire, en prévenir plusieurs, et permettre de combattre plus facilement les complications qui se pré-
senteraient.

Mais cette incision préventive, dirigée surtout
contre la cavité olécrânienne, ne prévient pas toujours et ne peut rien contre des petits foyers purulents que j'ai observés plusieurs fois au-dessus ou en
arrière de l'épicondyle, et qui m'ont paru résulter
le plus souvent du changement de direction que
prend la plaie pendant le traitement. Celle-ci, immédiatement après l'opération, se trouve transversale ;
mais les parties musculaires conservées étant plus
épaisses en dedans qu'en dehors, et le bras privé de
son appendice subissant forcément, par la contraction musculaire, un mouvement de torsion de dehors
en dedans, l'angle interne se trouve porté en arrière,
devient le siège d'un gonflement œdémateux, donne
issue à la suppuration des parties antérieures de la
plaie, reste béant, et se cicatrise le dernier ; tandis
que l'angle externe, plus mince et plus antérieur, ne
se congestionne pas, se cicatrise plus vite en se portant en haut et en avant. Par suite de ce changement
de direction de la plaie et de la cicatrisation plus
rapide de son angle externe, quelquefois les téguments m'ont paru presser douloureusement en dehors et en arrière sur l'épicondyle, d'où résulte la
formation d'un foyer purulent qui nécessite toujours
une ponction ; parce que, formé probablement dans

la gaîne des muscles long-radial et long-supinateur, et borné en arrière et en avant par des lamelles aponévrotiques, il se dirige plus facilement vers la peau que du côté des ouvertures antérieure et postérieure. Je ne sais positivement si la cicatrisation plus rapide de l'angle externe, et la pression des téguments sur l'épicondyle, est la véritable et unique cause des abcès qui se forment en ce point, si les gaînes musculaires sont leur véritable siège; mais il est certain qu'on les observe très-rarement dans les autres parties du moignon. Peut-être éviterait-on cette petite complication en suivant le procédé de Baudens, qui n'est qu'une modification heureuse de la méthode circulaire, mais non indispensable pour favoriser l'écoulement des humidités de la plaie.

Que les succès obtenus soient ou non le résultat de l'incision préventive que j'ai presque toujours employée, il n'en résulte pas moins que vingt et une guérisons sur vingt-cinq amputations me semblent de nature à détruire un peu la défaveur qui pèse sur cette opération. J'abandonne aux juges compétents l'appréciation de l'innovation que je me suis permise, sans en réclamer ni l'honneur ni le bénéfice, mais seulement l'autorisation de l'employer encore si l'avenir m'en réserve l'occasion.

Malgré le nombre des guérisons obtenues par la méthode circulaire et la réunion médiate, bonne surtout dans les amputations primitives, je crois qu'il serait peut-être plus prudent et plus sûr d'employer la méthode elliptique avec la réunion médiate dans les amputations consécutives.

On reproche à la désarticulation du coude de donner une plaie anfractueuse, et d'être d'une exécution difficile par la méthode circulaire avec l'incision postérieure, ou par la méthode elliptique avec la réunion médiate. La plaie me paraît, au contraire, assez simple et d'une guérison facile, exempte de complications embarrassantes et dangereuses. Quant à la difficulté, sans doute elle existe, mais elle est

relative, et ne peut être une objection sérieuse ni un
motif d'abstention en chirurgie, quand il s'agit d'obtenir un résultat meilleur et plus sûr. Pour cette
opération en particulier, l'attache inférieure du bra-
chial antérieur à l'apophyse coronoïde du cubitus
offre un point de repère si précis, qu'il n'est pas
possible, en la prenant pour guide, de s'écarter de
l'articulation ; il ne faut qu'un peu de calme et de
sang-froid pour désarticuler sûrement et promptement.

Amputation du bras dans la continuité.

Cent cinquante-deux amputations du bras dans la
continuité de l'humérus ont donné soixante-dix
morts et quatre-vingt-deux guérisons. Les amputations secondaires n'ont donné qu'un tiers de guérisons, tandis que les amputations primitives en ont
donné plus de la moitié. Sur les soixante-dix décès,
il y en a eu cinquante-cinq par infection purulente.
Les amputations du bras ont d'autant mieux
réussi qu'elles ont été pratiquées plus près de son
extrémité inférieure. Sur sept amputés au-dessous
du tiers inférieur, six ont guéri, un seul est mort.
Tandis que sur dix opérés de Crimée amputés au-
dessus du tiers supérieur, et traités dans mon service, huit sont morts d'infection purulente ou de
gangrène de l'épaule ; deux ont guéri, mais sur l'un
la guérison était très-incomplète et l'état général si
compromis, qu'il n'était guère possible de compter
sur un rétablissement complet.
L'amputation du bras au-dessus du tiers supérieur
avait pour conséquence presque inévitable l'inflammation consécutive de la tête de l'humérus, avec
arthrite purulente suivie de complications mortelles.
Beaucoup de blessés amputés à la partie moyenne
du bras avaient encore, au moment de leur départ
pour la France, des trajets fistuleux entretenus par
une nécrose du bout de l'os, résultant, comme à

l'avant-bras, d'une ostéo myélite peu étendue, qui s'était limitée sans produire d'accidents généraux graves, mais qui retardait la guérison complète, et tenait les malades sous la menace incessante-de complications fâcheuses. Sur plusieurs, le bout de l'os était gonflé, globuleux, douloureux au toucher, avec persistance de la décoloration générale, de petites sueurs nocturnes, et peu ou pas de réparation de forces, malgré un appétit prononcé, des digestions faciles et pas de diarrhée. J'ai vu en France deux de ces amputés, dont un officier, tous deux opérés en Crimée, qui, quoique partis dans d'assez mauvaises conditions, sont maintenant parfaitement rétablis. J'ai pratiqué au bras plusieurs amputations à lambeau unique ; elles ont été suivies d'ostéo-myélite, tout aussi rapidement mortelle qu'après l'amputation circulaire.

A la partie moyenne du bras, comme à la partie moyenne de la jambe, comme à la partie moyenne de la cuisse, en un mot comme dans toute l'étendue d'un canal osseux très-large, la réunion immédiate me paraît avoir été aussi nuisible que possible, en empêchant l'écoulement des matières purulentes, et en faisant plonger d'une manière permanente, dans un pus séreux, âcre et irritant, l'extrémité d'une moelle volumineuse, prédisposée d'une manière toute particulière à l'inflammation suppurative. Il m'est impossible de ne pas croire que la réunion médiate aurait eu des avantages incontestablement supérieurs à ceux de la réunion immédiate, qui n'a pas empêché la manifestation de complications qu'elle était destinée à prévenir. En prévision d'accidents seulement probables, nous avons malheureusement persisté dans une pratique déplorable, par défaut d'expérience et de réflexion.

Désarticulation de l'épaule.

Quarante-deux désarticulations de l'épaule ont

donné vingt-huit morts et quatorze guérisons, seulement le tiers ; proportion bien inférieure aux résultats que donne habituellement cette opération. Mais vingt et une désarticulations faites en Crimée ont donné dix morts et onze guérisons, c'est-à-dire plus de la moitié ; tandis que vingt et une désarticulations faites à l'hôpital ont donné dix-sept morts et seulement quatre guérisons, c'est-à-dire le cinquième.

Cette énorme différence entre les amputations primitives et consécutives s'explique facilement par la différence des conditions individuelles des blessés au moment de l'opération. Sur presque tous ceux qui ont été opérés à l'hôpital, il y avait déjà une intoxication purulente plus ou moins prononcée à leur arrivée ; sur plusieurs, il y avait complication de fracture de l'omoplate ; chez quelques-uns, des fractures étendues, compliquées de gonflement phlegmoneux et de désordres graves dans les parties molles, qui devaient inévitablement produire des accidents promptement mortels ; *trois* étaient atteints de fracture de la tête de l'humérus et de la cavité glénoïde ; *deux*, de fracture de la partie supérieure de l'humérus et de l'acromion dans une grande étendue ; *un*, de fracture de la tête de l'humérus et du bord axillaire de l'omoplate ; *huit* avaient une fracture très-étendue de la partie supérieure de l'humérus avec désorganisation étendue des parties molles ; *un*, une fracture très-étendue de la partie supérieure de l'humérus, avec fracture de plusieurs doigts et d'un métacarpien du côté opposé ; *quatre* avaient des fractures compliquées de désorganisation de tout le membre par fusées purulentes ou escharres étendues et profondes ; *un* était atteint de fracture de la partie supérieure de l'humérus compliquée d'hémorrhagies incessantes, et déjà fort affaibli ; *un*, de résection de la partie moyenne de l'humérus dans une grande étendue, avec imminence d'infection purulente qui a été enrayée par la désarticulation suivie de guérison.

Une opération aussi grave que la désarticulation de l'épaule, pratiquée sur des blessés dans d'aussi mauvaises conditions, ne pouvait donner des résultats satisfaisants : les quatre guérisons que nous avons obtenues sont même remarquables en raison de l'étendue et de la gravité des désordres physiques, du mauvais état général des blessés, et des accidents graves qui survenaient après cette opération.

Deux fois seulement des lésions de la partie supérieure de l'humérus ont paru assez simples pour ne nécessiter, ni la désarticulation, ni la résection, et donner l'espoir de conserver le membre. Dans un cas il y avait une fracture très-simple du col chirurgical par un coup de balle qui s'était aplatie contre l'os et n'avait fait qu'une seule ouverture ; dans l'autre, la balle avait simplement labouré la partie postérieure de l'os, sans entamer le ligament orbiculaire : les deux blessés sont morts d'infection purulente.

Dans les vingt et un cas de désarticulation du bras faite à l'hôpital, en raison de complications locales et générales, il ne nous a pas été possible d'essayer une seule fois la résection, qui eût toujours été insuffisante, et quelquefois complètement impossible.

Sur les vingt-sept décès, il y en a eu treize par infection purulente et huit par gangrène avec emphysème ; mais sur les vingt et une désarticulations faites à l'hôpital, sept fois seulement la mort a été le résultat de l'infection purulente et trois fois de la gangrène avec emphysème, excepté au genou, où trois opérés sont tous morts de gangrène avec emphysème. C'est à l'épaule que cette redoutable complication s'est déclarée le plus souvent après les amputations consécutives.

Nous avons constamment pratiqué la désarticulation de l'épaule par la méthode ovalaire suivie de la réunion immédiate. Une seule fois j'ai dû tailler un large lambeau quadrilatère par le procédé de Lafaye, les désordres et le gonflement ne permettant pas l'emploi de la méthode ovalaire. Au centre de la

plaie nous placions une grosse mèche de linge remontant jusqu'à la cavité glénoïde pour ménager
un canal central et faciliter l'écoulement du pus.
Cette simple précaution, bonne dans les conditions
ordinaires, m'a toujours paru insuffisante dans celles
où nous nous trouvions elle ; ne remplissait pas le
but, et n'a pas plus empêché l'infection purulente
que la réunion immédiate simple. Deux fois seulement j'ai réuni médiatement, en maintenant l'é-
cartement des lambeaux par une compresse cératée
et de la charpie, qui ont été renouvelées jusqu'à modification complète de la plaie et de la cavité articulaire : les deux opérés ont guéri.

Chez l'un, auquel on avait réséqué la partie
moyenne de l'humérus dans une grande étendue,
l'omoplate était parfaitement intacte, mais il y avait
déjà des symptômes graves d'intoxication purulente.

Chez le second, outre la lésion de la tête humérale,
il y avait fracture de la partie inférieure et interne
du bord glénoïdien, qui a produit en arrière plusieurs foyers purulents consécutifs, et nécessité des
contre-ouvertures qui ont facilité la cicatrisation
de la plaie d'amputation. Malgré des accidents graves et prolongés, ce blessé a pu être évacué, non encore complètement guéri de la lésion de l'omoplate,
mais complètement guéri de la plaie d'amputation,
et dans de bonnes conditions générales qui permettaient d'espérer un succès complet.

Dans les conditions d'infection purulente et d'extrême gravité de la plus petite lésion osseuse, la
méthode ovalaire et la méthode à lambeaux sont
mauvaises, parce qu'elles nécessitent la conservation
d'une trop grande quantité des parties musculaires
et rendent la réunion immédiate presque obligatoire, la réunion médiate étant alors incomplète,
difficile, et le pansement très-douloureux : c'est un
contre-sens chirurgical que j'ai commis deux fois en
désespoir de cause, et dont j'ai pu apprécier tous
les inconvénients. Quant à la mèche de linge placée

au centre de la plaie, et portée jusque dans le fond de la cavité glénoïde, j'ai dit que ce moyen avait été complètement insuffisant pour faciliter l'écoulement de la suppuration, malgré la non-réunion des parties profondes et la position déclive de la plaie. Une fois la mèche retirée, les parties profondes non modifiées continuent à fournir une suppuration de mauvaise nature; les parties molles, gonflées et toujours plus ou moins comprimées par le bandage, s'agglutinent facilement, oblitèrent le canal central, et transforment la cavité glénoïde en foyer purulent qui ne peut se vider complètement, et ne verse au-dehors que le trop-plein dont l'écoulement est toujours difficile. Je crois qu'en pareille circonstance, surtout quand la lésion est complexe, il n'y a pas de succès possible, ou du moins probable, par la méthode ovalaire, à moins de sacrifier la plus grande partie des masses musculaires pour rendre la réunion médiate praticable et facile; et encore n'aurait-on qu'un terme moyen qui n'atteindrait pas complètement le but et donnerait un mauvais résultat en cas de guérison.

L'expérience nous ayant largement démontré tous les inconvénients de la méthode ovalaire et de la réunion immédiate, et la réunion médiate, quoique incomplètement appliquée, nous ayant réussi deux fois, il m'est impossible de ne pas donner la préférence à cette dernière. Mais il faut alors abandonner la méthode ovalaire et désarticuler par la méthode circulaire, toujours praticable quand la première est possible ; il faut conserver beaucoup de téguments et peu de muscles pour pouvoir écarter largement les bords de la plaie, rendre facile l'accès dans la cavité articulaire et les pansements moins douloureux, jusqu'à ce que la modification complète du pus et des parties qui le fournissent permette d'attendre la cicatrisation spontanée ou de tenter la réunion immédiate secondaire. Par la méthode circulaire, le résultat définitif sera moins brillant, peut-être moins avantageux pour le blessé ; mais si le succès est plus certain, si les complications sont moins graves et moins fréquentes, elle devra incontestablement obtenir la préférence.

Est-il permis de croire que nous eussions mieux réussi par la méthode circulaire et la réunion médiate ? Je le crois, d'après les deux faits que j'ai cités, et d'après les avantages inhérents à ce mode de pansement; mais une expérience plus étendue pourra seule résoudre la question. Il est même permis de croire que nous eussions, sinon toujours, au moins le plus souvent, prévenu la gangrène avec emphysème qui a fait périr le tiers de nos amputés dans l'articulation de l'épaule, puisque cette complication ne s'est jamais montrée après la réunion médiate.

Désarticulation des orteils.

La désarticulation des orteils a donné des résultats infiniment moins avantageux que la désarticulation des doigts, puisque sur neuf amputés trois sont morts : deux de pourriture d'hôpital, et un d'infection purulente ; résultat qui me paraît bien plus la conséquence du décubitus prolongé au milieu du foyer d'infection miasmatique, que de la gravité plus grande des opérations pratiquées sur le membre inférieur. Sur un des trois qui ont succombé, j'avais désarticulé les cinq orteils, dont les trois premiers avaient été écrasés par un éclat de bombe, ainsi que la partie antérieure du quatrième.

Les nombreux cas de congélation survenue en Crimée m'ont plusieurs fois fourni l'occasion de faire la désarticulation collective des cinq orteils. Cette opération, qui réussit souvent, donne de bons résultats, une cicatrice solide et bien placée qui laisse au pied tous ses points d'appui sans inflexion ni déviation consécutive. La marche sans doute est gênée ; mais elle est encore assez facile, susceptible d'une durée prolongée, et peu douloureuse, parce que la tête des

métatarsiens conservant sa forme fournit un point
d'appui solide.

Lorsqu'on n'enlève qu'un seul des quatre derniers
orteils, l'inconvénient est presque nul ; mais il augmente proportionnellement au nombre des orteils
enlevés ; il est toujours très-grand après la désarticulation du premier.

La conservation des trois premiers orteils est
beaucoup plus importante que celle des trois derniers ; j'ai même lieu de supposer que la conservation de ceux-ci, après la désarticulation des deux
premiers, est peu avantageuse, peut-être plus nuisible qu'utile, et qu'il vaudrait mieux dans ce cas
désarticuler les cinq orteils ; l'opération ne serait
pas beaucoup plus grave, et le résultat définitif serait
probablement plus satisfaisant et plus utile pour le
blessé.

Mais la présence du gros orteil est d'une telle importance pour la marche, que sa conservation doit
primer toutes les autres considérations, jamais cependant d'une manière absolue. Pour les autres
orteils, dans les cas douteux ou complexes, je préfé-
rerais les sacrifier tous immédiatement, plutôt que de
créer des plaies multiples, anfractueuses, dont les
inconvénients prochains sont fréquents et les résultats définitifs souvent peu satisfaisants.

Nous avons plusieurs fois désarticulé le gros orteil seul, mais sans jamais retrancher la tête du
premier métatarsien, conformément au précepte
donné par Blandin, précepte si rationnel et si important, qu'il aurait dû devancer en théorie son application pratique.

A la suite des congélations, nous avons eu de nombreuses occasions d'amputer un ou plusieurs orteils
dans la continuité de la première phalange, deux fois
aussi à la suite de coups de feu ; mais j'ai le regret de
dire que le résultat a été rarement satisfaisant, et souvent la cause d'accidents et de complications fâcheuses :
presque toujours l'extrémité de la phalange se nécro-

sait, quelquefois jusqu'à l'articulation ; l'exfoliation
ou l'élimination complète était d'une lenteur désespérante sur des sujets épuisés et sans réaction ; elle
entretenait une suppuration séreuse âcre et fétide ;
elle déterminait l'état fongueux de la plaie, favori-
sait les fusées purulentes et des inflammations diffuses, profondes, qui étaient souvent cause de mort ou
d'une seconde amputation.

A la suite des lésions traumatiques, ces accidents
sont peut-être moins graves et moins à craindre ;
mais, en raison des mauvaises conditions dans lesquelles nous étions, je n'ai amputé qu'une seule fois
dans la continuité de la première phalange du
gros orteil, une fois dans la continuité de la première du troisième, et je n'ai point eu à m'en féliciter ; dans les deux cas la cicatrisation a été difficile
et peu régulière.

Excepté au gros orteil, où la conservation de
l'extrémité postérieure de la première phalange est
très-importante pour la marche, je crois qu'il vaut
mieux amputer immédiatement dans l'articulation
supérieure, et ne pas exposer le blessé à des accidents plus graves, pour un résultat toujours de minime importance, lors même qu'il est facile à obtenir
et complet.

Amputation dans la région métatarsienne.

A la région métatarsienne, nous n'avons eu que
trois opérations : une amputation dans la continuité
du premier métatarsien, suivie de pourriture d'hôpital et d'accidents graves qui ont nécessité ultérieu-
rement l'amputation de la jambe ; une désarticulation
du cinquième métatarsien, suivie de guérison ; une
désarticulation des quatre derniers métatarsiens,
avec conservation du premier et du gros orteil. Dans
cette dernière, la guérison a été prompte, facile,
sans aucun accident ; mais le premier métatarsien
et le gros orteil formaient une longue flèche à la

partie antérieure du pied, sur laquelle le blessé ne
pouvait prendre appui sans ressentir de vives douleurs. Cette flèche, qui, au départ du blessé, conservait
encore sa direction, a dû depuis se dévier en dehors
par la rétraction de la cicatrice, gêner considérablement la marche, et probablement nécessiter depuis
une opération complémentaire. Cette amputation,
parfaitement exécutée et suivie de guérison, devra
servir d'exemple pour ne pas être recommencée;
car je ne pense pas que les théories conservatrices
commandent d'aller aussi loin en pratique : il est
bon d'être conservateur, mais il faut l'être avec
intelligence, et surtout avec utilité pour le patient.

Je n'ai jamais vu aucun cas d'amputation collective
des cinq métatarsiens dans la continuité; je n'ai
jamais rencontré l'occasion de la faire, et je crois
que je me serais abstenu si l'indication s'en était
présentée, parce que cette opération ne paraît pas
sanctionnée suffisamment par l'expérience. Dans les
mauvaises conditions où se trouvaient nos blessés,
la guérison eût été difficile, peu probable, et le résultat certainement peu avantageux. Après guérison,
il me paraît douteux que le blessé puisse appuyer
facilement sur des extrémités osseuses effilées, mal
protégées par les téguments de la plante du pied, qui
ne conserve qu'incomplètement son organisation
première lorsqu'elle cesse de fonctionner normalement. L'inconvénient est d'autant plus grand que
la section se rapproche plus de leur extrémité antérieure. Si la section osseuse se rapproche au contraire de l'extrémité postérieure, l'inflammation des
articulations voisines est fort à craindre, très-grave,
et les complications certaines.

Lorsqu'il y a fracture seulement du premier ou
du cinquième métatarsien, il est rationnel d'amputer
dans la continuité par une section oblique ou perpendiculaire, parce que l'opération est simple, très-
susceptible de guérir, et surtout parce qu'en conser-

vant l'extrémité postérieure de ces deux os on ménage un point d'appui presque normal et solide, très-utile pour la station et la marche.

Lorsque les métatarsiens du milieu sont fracturés isolément, je crois qu'il y a moins d'inconvénients immédiats et plus d'avantages consécutifs à enlever, comme au métacarpe, la partie antérieure de l'os fracturé avec l'orteil correspondant, et de réséquer les pointes osseuses : le pansement est simple et facile; on évite plus facilement les fusées purulentes ; le fond de la plaie est accessible aux modificateurs qu'il peut être nécessaire d'y faire pénétrer. La conservation de l'extrémité postérieure du métatarsien évite l'ouverture partielle, et toujours grave, d'une large surface articulaire, prévient ou diminue la déviation centrale des autres métatarsiens, et conserve une large base de sustentation.

Mais lorsqu'il y a plusieurs métatarsiens fracturés, et que la fracture s'étend jusqu'à l'articulation postérieure ou s'en approche beaucoup, le cas devient plus grave et plus embarrassant, en raison de la complication traumatique, et surtout des complications pathologiques, beaucoup plus fréquentes, et qui sont toujours en raison des complications locales, générales et individuelles. Il faut alors prendre conseil des circonstances, et, pour indication principale, observer les fonctions physiologiques du pied à l'état normal, si bien et si judicieusement étudiées dans ces derniers temps, surtout par M. Legouest ; mais il faut aussi tenir grand compte des modifications anatomiques et fonctionnelles que doivent subir les métatarsiens conservés.

La désarticulation du premier métatarsien gêne la marche, mais ne l'empêche pas. Son amputation dans la continuité a moins d'inconvénients, parce qu'elle conserve sa tubérosité postérieure, qui supplée en partie sa tubérosité antérieure, représentant le point d'appui antéro-interne du pied. L'attache du long-péronier est respectée, et l'action du

muscle persiste ; le pied, quoique légèrement incliné
en dedans, conservé sa direction.

La désarticulation des deux premiers métatarsiens
gêne beaucoup plus la marche, parce que la totalité
du pied s'incline en dedans, et que les trois métatarsiens conservés s'inclinent dans le même sens.

La désarticulation simultanée des trois premiers
métatarsiens est suivie de modifications encore plus
profondes, plus nuisibles et plus gênantes.

La désarticulation du cinquième métatarsien est
simple, facile, les complications rares, et la guérison fréquente. J'ai constaté plusieurs fois que la partie antérieure du pied, malgré l'ablation d'une partie
du point d'appui antéro-externe, éprouve peu ou
pas de déviation, du moins immédiatement; la station est peu gênée et la marche reste assez facile.
Toutefois, la conservation de la tubérosité postérieure donnerait encore un meilleur résultat, et as-
surerait la station; il ne faut pas la sacrifier trop légèrement.

La désarticulation du cinquième et du quatrième
métatarsien est plus inévitablement suivie d'un certain degré de renversement du pied sur sa face externe, et d'une déviation en dehors plus ou moins
prononcée des métatarsiens conservés, malgré l'intégrité et la persistance d'action du long-péronier
latéral; mais je ne crois pas que l'inclinaison du
pied et la déviation des trois premiers métatarsiens
arrivent jamais au point de rendre la marche impossible. Deux fois j'ai désarticulé les deux derniers métatarsiens, les deux malades ont guéri ; mais je ne
les ai pas gardés assez longtemps pour pouvoir apprécier les modifications ultérieures.

La désarticulation simultanée des trois derniers
métatarsiens entraîne une déviation et une inclinaison encore plus prononcées que dans les cas précédents, et donne conséquemment un résultat moins
favorable, qui doit faire réfléchir.

La conservation simultanée du premier métatarsien et du cinquième est irrationnelle, très-nuisible, et serait très-gênante pour la marche, malgré la conservation des deux principaux points d'appui antérieurs, mais qui sont alors trop éloignés l'un de l'autre, et trop isolés pour être solides et résistants.

La conservation de l'un ou de l'autre, seul, a des inconvénients encore plus prononcés, comme je l'ai constaté par l'observation citée précédemment; elle ne doit jamais être essayée.

Désarticulation tarso-métatarsienne.

Il résulte des considérations précédentes, que si l'amputation dans la continuité de tous les métatarsiens n'est ni sûre ni favorable, la fracture de plusieurs métatarsiens nécessite le plus souvent le sacrifice complet de toute la région, et la désarticulation tarso-métatarsienne est ordinairement suivie d'accidents immédiats moins graves, de guérison plus sûre, et d'inconvénients ultérieurs moindres. Nous avons pratiqué quatre fois cette désarticulation dans les conditions suivantes : deux fois il y avait fracture comminutive des trois métatarsiens du milieu; une fois, fracture comminutive des trois premiers métatarsiens; une fois, fracture des deux premiers métatarsiens, et large dénudation de la face interne et dorsale du troisième. Outre la lésion osseuse, il faut encore prendre en considération la désorganisation plus ou moins étendue des parties molles et tendineuses qui souvent entraîneraient des infirmités très-gênantes en rendant la station et la marche impossibles par suite de la rétraction des orteils.

Six amputations dans l'articulation tarso-métatarsienne ont donné quatre morts et deux guérisons. Mais sur les quatre amputations faites à l'hôpital, il y a eu deux morts et deux guérisons ; résultat satisfaisant, sinon brillant, pour des amputations consécutives.

Pour cette désarticulation, le procédé à lambeau

plantaire est obligatoire, et la réunion médiate de nécessité. La méthode circulaire et la réunion médiate, en raison de la position perpendiculaire du pied, pourraient favoriser les fusées purulentes et déterminer des complications fâcheuses; elles donneraient un résultat définitif moins avantageux, et peut-être plus gênant pour la marche, en exposant la cicatrice à des froissements, à des pressions douloureuses. Nos deux amputés ont guéri complètement et assez rapidement, sans aucune fusée purulente, sans complication de pourriture ni de pyohémie; la cicatrice était solide et régulière.

Cette désarticulation, quoique compliquée, est d'une exécution facile; elle donne une plaie simple, régulière, et favorablement disposée pour l'écoulement du pus, si l'on a la précaution de conserver le lambeau suffisamment long pour qu'il ne presse pas trop fortement sur la surface articulaire et qu'il soit facile à maintenir sans tiraillements douloureux. La mortaise du deuxième métatarsien ne présente pas de difficultés sérieuses, et rien ne peut légitimer le conseil de scier la partie postérieure de cet os au niveau de la surface articulaire du premier; ce serait produire une complication inutile et même nuisible, qui pourrait déterminer la nécrose ou la carie de la portion restante, mortification presque inévitable sur des blessés faibles, détériorés, et source d'accidents de nature à compromettre le succès de l'opération. La conservation de cette extrémité osseuse n'est d'aucune valeur pour le résultat définitif, et ne peut en rien favoriser la marche de la plaie, ni servir à la progression et à la station.

Après la guérison, la partie antérieure du tarse s'abaisse uniformément; le pied n'éprouve aucune inclinaison, aucune déviation; les principales puissances musculaires sont conservées; la base de sustentation est encore assez large et assez longue pour être solide et rendre la marche facile.

De toutes les amputations partielles du pied, la

désarticulation tarso-métatarsienne est certainement
la plus avantageuse comme résultat immédiat et définitif, comme simplicité et facilité de guérison Il
faut lui donner la préférence lorsque les lésions du
métatarse sont assez graves et assez compliquées
pour ne promettre que des résultats incertains et
d'une utilité consécutive douteuse. C'est surtout au
pied et dans cette région qu'il faut savoir sacrifier à
propos et ne pas trop donner au hasard, pour s'assurer un bon résultat et ne pas s'exposer à faire une
opération insuffisante.

Amputation totale ou partielle, isolée ou simultanée
de la partie antérieure du tarse.

A mesure que l'on se rapproche de la partie postérieure du pied, les complications augmentent de
fréquence et de gravité, la réussite est plus incer-
taine, et le résultat définitif moins favorable pour le
blessé.

Les opérations pratiquées dans la continuité ou la
contiguïté des cunéiformes et du cuboïde, ont quelquefois donné des résultats avantageux dans des
circonstances favorables de cicatrisation facile et rapide.; mais dans les circonstances de guerre, au milieu de la pourriture d'hôpital et de l'infection purulente, sur des constitutions anémiques, plus ou
moins scorbutiques, débilitées par les privations et
les fatigues, je crois la section des os spongieux de
cette région, malgré l'absence de canal médullaire,
tout aussi dangereuse que la section de la diaphyse
des os longs, surtout quand il faut, comme au pied,
toujours employer la réunion immédiate, qui ne
laisse aucune action à la thérapeutique locale. L'inconvénient de laisser au fond d'une plaie profonde
des parcelles osseuses d'une faible vitalité, vouées
presque inévitablement à la nécrose ou à la carie,
causes d'inflammation diffuse, de fusées purulentes
et de suppuration intarissable, me semble trop grand

et trop probable pour courir des chances aussi fâcheuses, que ne compense pas suffisamment l'avantage de conserver au pied quelques millimètres de
plus lorsqu'on guérit. Dans le seul cas que j'ai vu, on
avait désarticulé le cuboïde et les trois cunéiformes;
une inflammation diffuse de toutes les articulations
restantes, suivie de fusées purulentes, a rapidement
déterminé la pyohémie et la mort du blessé.

Amputation médio-tarsienne.

Deux amputations médio-tarsiennes, faites en Crimée, ont donné deux morts : un par infection purulente, un par pourriture d'hôpital. A ces deux faits
de la statistique, je puis ajouter trois autres amputations de la même articulation, faites aussi en Crimée, dont deux ont guéri, mais avec un commencement de renversement du pied en arrière, avant
même que les blessés eussent commencé à marcher.
Comme j'ai toujours vu obtenir un résultat à peu près
pareil après la désarticulation médio-tarsienne, je
me suis scrupuleusement abstenu de cette opération,
parce que les cas de guérison sans rétraction sont des
faits exceptionnels, résultant d'une disposition anatomique particulière que l'on ne peut apprécier convenablement avant l'opération, sur l'efficacité de
laquelle il n'est même pas permis de compter si l'o-
pération se complique d'accidents et si la cicatrisation est retardée ou irrégulière.

Cette amputation, qui a joui longtemps d'une
grande faveur, qui compte encore des partisans, devrait être rejetée dans toutes les circonstances, parce
que le petit nombre des résultats définitifs satisfaisants ne peut compenser le grand nombre de résultats désavantageux qui rendent toujours la marche
et la station impossibles, et ont souvent nécessité
l'amputation ultérieure de la jambe.

Amputation sous-astragalienne.

Deux articulations sous-astragaliennes, faites à l'hôpital, c'est-à-dire consécutives, ont été suivies de mort par infection purulente. Depuis, j'ai répété une troisième fois cette opération sur un malade atteint de congélation profonde de l'avant-pied ; j'avais presque lieu de compter sur un succès certain, lorsque le blessé fut pris de typhus et mourut vingt-deux jours après l'opération.

Cette désarticulation est d'une exécution laborieuse qui demande beaucoup de précision et de sûreté dans le manuel opératoire ; mais on triomphe encore assez facilement des difficultés qu'elle présente. Elle est plus simple que la désarticulation tibio-tarsienne, qui nécessite la résection des malléoles ; elle offre sur celle-ci l'avantage de conserver au membre un excédant de longueur qui se mesure par la hauteur de l'astragale, et une base de sustentation plus large et plus solide ; la plaie est favorablement disposée pour l'écoulement du pus. Mais, dans les conditions mauvaises, l'obligation de prendre un large lambeau plantaire, qui ne se réunit presque jamais immédiatement, qui est difficile à maintenir en place contre son propre poids, nécessite des pansements longs, difficiles, douloureux, et cause des accidents nombreux qui compromettent toujours le succès de l'opération et l'existence du blessé. Lorsque cette amputation est suivie de guérison, elle doit incontestablement donner un résultat définitif très-satisfaisant et très-avantageux pour la marche, parce qu'elle conserve au membre plus de longueur et une base de sustentation plus large que la désarticulation tibio-tarsienne. Toutes les objections tirées de la disposition anatomique défavorable des parties conservées, de l'obliquité des surfaces articulaires qui aurait pour résultat de pousser l'astragale en avant et d'en opérer la luxation, sont vraies et possibles; mais l'expérience pratique n'en a pas vérifié l'exactitude, et des succès déjà nombreux sont contraires aux prévisions de la théorie, dont il faut quelquefois se défier, en tenant un peu plus compte des modifications anatomiques que déterminent les modifications fonctionnelles.

Amputation tibio-tarsienne.

Nous avons eu douze amputations dans l'articulation tibio-astragalienne, qui ont donné sept morts et cinq guérisons, dont une très-problématique.

Ce serait déjà un résultat médiocre, si les cinq guérisons avaient été assurées et complétées avec tous les bénéfices que doit donner cette opération; mais un seul, prisonnier russe, opéré à l'hôpital par M. Maillefer, a guéri sans accidents et assez promptement; lorsqu'il a quitté l'hôpital, il appuyait tout le poids du corps sur le moignon et marchait très-facilement.

Sur un autre prisonnier russe, blessé le 16 août, et opéré à l'hôpital le 24, il y a eu gangrène de tout le lambeau plantaire, et guérison avec cicatrice froncée peu large, recouvrant bien les extrémités osseuses, mais qui ne pourra jamais supporter le poids du corps ni servir à la marche. Sur ce blessé, la balle, entrée au-dessous de la malléole interne, était ressortie à la face supérieure et externe du pied, après avoir broyé le calcanéum et le cuboïde et coupé l'artère tibiale postérieure. Comme, huit jours après la blessure, il ne s'était encore manifesté aucun point gangréneux, je pensais que l'artère avait peut-être échappé à l'action du projectile, ou que la circulation était suffisamment rétablie pour assurer la nutrition des téguments. Après la désarticulation, il y eut absence complète d'écoulement sanguin par le lambeau plantaire, qui était complètement gangrené à la levée du premier appareil.

Sur un chasseur à pied de la garde opéré en Crimée, la mortification du lambeau était complète à son arrivée à l'hôpital, et bornée aux mêmes parties que sur le précédent; sur tous les deux il restait encore une section de la partie la plus reculée du talon, suffisante pour recouvrir en arrière plus de la moitié de la surface osseuse, et qui a rendu la guérison plus rapide et plus facile.

Sur le quatrième, opéré par le procédé de Baudens, il y a eu gangrène de presque la moitié du lambeau, qui, du reste, était fort long; puis tétanos général; ensuite cicatrisation très-lente, très-difficile, qui était encore très-incomplète au départ du blessé, et qui, après guérison complète, conservera une large plaque de tissu cicatriciel incapable de supporter le poids du corps.

Sur le cinquième, le moignon était très-gonflé à son entrée à l'hôpital, la suppuration abondante, de mauvaise nature. Malgré une amélioration inespérée et une cicatrisation en apparence avancée, le blessé a été évacué sur France dans de mauvaises conditions locales et générales. Le moignon était encore gonflé, douloureux, peu solide, la suppuration abondante et séreuse, la constitution très-altérée, et l'intoxication purulente si prononcée, qu'il n'était guère possible de compter sur une guérison définitive.

Ainsi, sur douze amputations dans l'articulation tibio-tarsienne, huit morts; et, sur quatre guérisons, une seule complète.

L'amputation tibio-tarsienne exclut la réunion médiate, parce qu'elle nécessite un large lambeau plantaire formé de téguments durs et épais, dont le poids tiraille douloureusement les points de suture, qu'il faut cependant toujours employer immédiatement pour assurer le plus possible la coaptation et la réunion des bords de la plaie, au moins à sa partie antérieure. Si la réunion immédiate ne se fait pas dans une certaine étendue, et n'est pas solide, le lambeau se détache, retombe en arrière, les bandelettes deviennent insuffisantes pour l'assujettir; les pansements sont longs, difficiles, douloureux; les

accidents se déclarent, se multiplient et marchent
vite; il faut connaître par une expérience souvent
répétée les divers inconvénients de la non-réunion
immédiate dans cette opération, pour bien apprécier
tous les désavantages, tous les dangers qu'elle entraîne dans les conditions de pourriture d'hôpital et
de pyohémie, au milieu d'un grand nombre de blessés et d'amputés, parce que l'excédant de temps que
l'on consacre aux uns est presque toujours préjudiciable aux autres.

La résection obligée des malléoles fait de l'amputation tibio-tarsienne une opération complexe
qui multiplie les chances défavorables. Pour que la
guérison soit solide et assurée, la cicatrisation des
téguments ne suffit pas, il faut encore celle des extrémités osseuses, qui demande beaucoup de temps,
surtout dans des conditions mauvaises, sur des sujets
de faible vitalité. Malheureusement, ici comme dans
tous les cas où l'on emploie la réunion immédiate, le
chirurgien ne peut agir sur les extrémités osseuses ;
la nature seule doit faire tous les frais de la guérison.
Les injections poussées par les trajets fistuleux ont
bien peu d'action ; on sait par où elles pénètrent,
mais on ne sait pas où elles vont. Un soldat du 91e de
ligne fut amputé le 29 juin, à l'hôpital, dans l'articulation tibio-tarsienne. Le 10 août, après des soins
assidus et multipliés, toute l'étendue de la plaie présentait une cicatrice ferme et solide, sans engorgement périphérique, sans aucun point douloureux ;
il restait seulement en dehors un point fistuleux par
lequel s'écoulait une médiocre quantité de sérosité
purulente ; le malade levait facilement son membre,
et se couchait indifféremment sur l'un ou l'autre côté.
Malgré une décoloration assez prononcée, une peau
sèche et rugueuse, l'état général paraissait satisfaisant;
l'appétit était bon, les digestions faciles ; il n'y avait
pas de sueurs nocturnes, pas de diarrhée : je comptais sur une guérison certaine. Le 15 août, après un
grand bain, le blessé fut pris de tous les symptômes

de résorption purulente aiguë et succomba le 23. A l'autopsie, j'ai trouvé les extrémités osseuses dénudées, infiltrées de pus, et des abcès métastatiques multiples dans le foie et les poumons.

Si, dans un hôpital, il est difficile de maintenir le lambeau par des points de suture et les moyens accessoires, il est facile de prévoir ce qui arrivera presque inévitablement lorsqu'on est obligé d'évacuer les blessés immédiatement après l'opération ou peu de jours après ; il faudrait, dans ce cas, pouvoir placer l'extrémité inférieure de la jambe dans une gouttière de carton ou de fer-blanc, pour soutenir la partie postérieure du lambeau et l'empêcher de tirailler sur les points de suture. En pareille circonstance, le lambeau dorsal, suivant le procédé de Baudens, présente l'avantage incontestable de s'appliquer facilement sur l'extrémité articulaire, de retomber par son propre poids, et d'être facile à maintenir en place ; mais les reproches qu'on lui adresse ne sont que trop fondés, et doivent rendre très-circonspect dans son application.

Si le procédé de Baudens présente des avantages immédiats, positifs, le résultat définitif est trop peu satisfaisant et trop désavantageux aux blessés ; il ne doit être employé que dans des circonstances exceptionnelles. Il reste alors à choisir entre le procédé de Syme et celui de J. Roux ; tous deux donnent un beau et bon résultat. L'un et l'autre présentent des avantages et des inconvénients qui ne permettent pas d'en généraliser un au préjudice de l'autre ; il faut les conserver tous les deux dans la pratique, et les employer selon les indications et les circonstances.

Sur les sept blessés qui ont succombé à la suite de l'amputation tibio-tarsienne, *cinq* sont morts d'infection purulente, *un* de pourriture d'hôpital, *un* de gangrène avec emphysème. Sur tous, le lambeau plantaire était parfaitement intact, sans aucun point gangréneux, malgré les mauvaises conditions organi-

ques que présentaient nos amputés. Aussi, je crois
que dans cette opération la gangrène du lambeau
plantaire est peu à craindre, si l'on ménage l'artère
tibiale postérieure, quelles que soient les mauvaises
conditions dans lesquelles on se trouve.

Lorsque la désarticulatiou tibio-tarsienne par
lambeau plantaire réussit, elle donne un moignon
solide qui supporte parfaitement le poids du corps,
rend la marche facile et assurée. Malgré les objections qu'on lui adresse relativement à la compression
possible des nerfs plantaires, et par suite à l'impossibilité de prendre un point d'appui sur le moignon, je
crois cette opération bonne et utile ; elle doit rester
dans la pratique, parce que, faite dans les conditions
favorables, elle donne des résultats définitifs complets et très-avantageux. Jusqu'à présent, la compression des nerfs plantaires s'est présentée rarement;
elle paraît plutôt le résultat du procédé que de la
méthode, et conséquemment elle peut être évitée. Si
le procédé de Syme l'évite mieux que celui de J. Roux,
il faut donner la préférence au premier, parce qu'un
peu plus de difficulté dans le manuel opératoire n'est
rien en comparaison d'un résultat meilleur : reste à
savoir si le procédé de J. Roux est bien réellement
responsable des inconvénients qu'on lui reproche.

L'amputation intra-malléolaire avec conservation
du lambeau plantaire donnera-t-elle de meilleurs
résultats que la désarticulation tibio-tarsienne,
ainsi que le pense M. Legouest qui la propose? L'expérience prononcera ; mais il faut attendre, parce
qu'un seul fait ne suffit pas pour établir la valeur
d'une méthode ou d'un procédé. Mais, dans les conditions mauvaises, elle présentera au plus haut degré
tous les inconvénients que je reproche à l'amputation
tibio-tarsienne : réunion immédiate difficile, insuffisante ou nulle; énorme lambeau plantaire, d'autant
plus difficile à maintenir qu'il faut lui imprimer un
mouvement d'ascension plus prononcé ; impossibilité d'agir sur une extrémité osseuse très-spongieuse,

d'une cicatrisation très lente, très difficile, et particulièrement disposée à l'infiltration purulente.

Les amputations sous-astragalienne, tibio-tarsienne et intra-malléolaire présentent des inconvénients communs très-graves, des dangers réels et presque inévitables, lorsque les blessés sont obligés de voyager immédiatement après l'opération ou peu de jours après ; même dans un hôpital, lorsqu'on ne peut obtenir la réunion immédiate de la plus grande partie des lambeaux ; surtout dans les conditions hygiéniques mauvaises, où des complications graves sont sans cesse imminentes.

Malgré les tristes résultats que nous avons obtenus, il n'est pas possible, il serait même irrationnel de proscrire ces trois opérations ; mais il est prudent d'en être très-sobre dans les mauvaises conditions, surtout à l'armée. Quoique plein de respect pour le précepte d'amputer le plus loin possible du tronc, je les rejetterais d'une manière absolue si je me retrouvais dans les mêmes circonstances que celles où nous étions à Constantinople, ou si j'étais appelé à faire de la chirurgie sur un champ de bataille.

En Crimée, comme dans les hôpitaux de Constantinople, on a beaucoup trop sacrifié aux nouveautés chirurgicales, surtout dans les amputations entières et partielles du pied, où le résultat n'admet pas la médiocrité, parce qu'il doit être complet pour être satisfaisant et utile. Si la forme et la disposition du moignon ne lui permettent pas de supporter le poids du corps et de servir à la marche, on aura conservé au blessé un excédant de membre inutile, nuisible, pénible à porter, s'accommodant mal des moyens prothétiques, exposé aux chocs, aux froissements, source continuelle d'inconvénients assez graves et assez gênants pour faire désirer et souvent pour nécessiter plus tard une seconde amputation. A la main, sans dépasser les limites du probable, il faut sacrifier le moins possible, parce que les conditions sont plus favorables, les guérisons plus sûres, les accidents locaux et généraux plus faciles à conjurer ; parce que l'essentiel est de conserver, sans se préoccuper beaucoup de la forme des parties conservées. Au pied, l'intégrité et la bonne conformation du moignon sont deux choses capitales, inséparablement unies, indispensables pour assurer au blessé les bénéfices de l'opération ; l'une sans l'autre donne un succès incomplet, inutile, souvent nuisible : ici la forme emporte le fond.

L'étude de l'anatomie et de la physiologie du pied sont, sans doute aucun, deux choses essentielles pour apprécier sainement *à priori* la valeur des amputations partielles de cette région, mais à la condition qu'elles guériront vite et bien ; sinon, les parties éprouveront souvent, sous l'influence d'un traumatisme prolongé, des modifications de forme et de structure qui pourront persister, se fortifier, et déjouer les prévisions de la théorie.

S'il était facile d'étudier l'anatomie et la physiologie pathologique du pied sur des sujets amputés depuis longtemps, pour bien connaître les modifications organiques et fonctionnelles consécutives, on acquerrait des notions importantes, plus importantes même que celles fournies par l'étude de l'état normal ; et ces notions elles permettraient de faire une appréciation beaucoup plus juste du degré d'utilité ou de nocuité des amputations dans cette région.

Larrey, dont la vaste expérience de la chirurgie du champ de bataille et la haute probité scientifique devraient toujours nous servir de guide et de modèle, blâmait les amputations partielles du pied. Son opinion à ce sujet n'était pas le résultat de conceptions, *à priori*, d'insuffisance ou d'impossibilité opératoire, mais la conséquence d'une immense pratique, d'une observation prolongée, d'une juste et sévère appréciation des conditions, des circonstances et des causes nombreuses qui, à l'armée, font échouer le plus souvent ces opérations, rendent les succès toujours difficiles et quelquefois complètement impossibles.

Cette opinion, basée sur des résultats numériques, n'a point été contredite par ceux que nous avons obtenus en Orient, dans des circonstances à peu près semblables, malgré le prétendu rationalisme des méthodes nouvelles et la précision incontestable des procédés opératoires, qui font actuellement des amputations partielles du pied des opérations réglées et presque faciles.

Ainsi, en éliminant de notre statistique les désarticulations d'orteils, il reste vingt-cinq amputations entières ou partielles du pied, nombre que je pourrais presque tripler sans altérer leur signification absolue : vingt-cinq amputations qui ont donné seize morts et neuf guérisons ; et sur les neuf amputés guéris, quatre seulement pourront utiliser le moignon comme base de sustentation et comme moyen de progression. Considération encore plus fâcheuse et plus pénible, on ne peut même pas invoquer en faveur de ces opérations la raison du succès, qui doit passer avant toute autre considération, puisqu'elles n'ont donné qu'un tiers de guérisons, tandis que les amputations à la partie supérieure de la jambe en ont donné presque la moitié.

Pour obtenir le résultat le plus satisfaisant, le seul qui assure au blessé le bénéfice complet de l'opération, toutes les amputations partielles du pied nécessitent un lambeau plantaire qu'il faut maintenir relevé contre son propre poids, et, comme conséquence forcée, l'obligation de tenter la réunion immédiate, que l'on n'obtient presque jamais, et qui devient souvent la source d'embarras, de complications, d'accidents toujours graves et souvent mortels.

La méthode à lambeau latéral ou dorsal serait souvent praticable, et d'une exécution plus facile ; mais elle est essentiellement mauvaise pour le résultat définitif, et ne doit trouver son application que dans le cas de nécessité absolue ; il faut toujours faire en sorte de l'éviter.

La réunion médiate serait quelquefois possible ;

mais elle serait toujours nuisible, alors même qu'elle n'aurait d'autre inconvénient que d'élargir la cicatrice ou de la déplacer. La multiplicité et l'étendue des surfaces articulaires, le nombre considérable des gaines tendineuses, l'impossibilité de donner, le plus souvent, aux parties une position déclive, favorise les inflammations diffuses, facilite les fusées purulentes, entretient l'état œdémateux des parties, toutes complications qui condamnent les blessés à un décubitus prolongé, toujours nuisible aux fonctions générales, et toujours dangereux dans les conditions d'encombrement.

Lorsqu'il est nécessaire d'agir sur les deux pieds en même temps, les blessés sont condamnés à un décubitus dorsal forcé, qui rend les inconvénients beaucoup plus marqués ; les accidents locaux et généraux deviennent plus fréquents et plus graves.

Plusieurs amputations partielles du pied nécessitent des pansements longs, difficiles, délicats, qu'on ne peut confier à tout le monde, inconvénient toujours grave dans les circonstances de guerre, surtout lorsqu'on n'obtient pas une réunion immédiate suffisamment étendue et assez solide pour dispenser de la continuation des moyens contentifs ordinaires.

Lorsque les amputés sont obligés de voyager immédiatement après l'opération, ou peu de jours après, les moyens contentifs sont le plus souvent insuffisants, et d'autant plus impuissants qu'on se rapproche plus de la partie postérieure du pied ; qu'on est obligé de conserver des lambeaux plus longs et plus épais. Ceux-ci, mal soutenus, s'engorgent, se gonflent, se déchirent, se déplacent, produisent des douleurs vives, des réactions locales et générales toujours intenses, suivies d'accidents graves qui compromettent presque toujours le succès de l'opération, et très-souvent l'existence du blessé.

Dans les conditions d'encombrement, de pourriture d'hôpital, de pyohémie, il faut surtout rejeter les amputations complexes faites, partie dans la continuité, partie dans la contiguïté, parce qu'elles ont presque toujours les inconvénients des deux méthodes, sans avoir les avantages de l'une ou de l'autre.

Malgré les prévisions de la théorie, quelquefois sanctionnées par l'expérience pratique, on n'obtient le plus souvent que des résultats incomplets, insuffisants, des moignons difformes, des cicatrices étendues, mal placées, douloureuses, exposées aux froissements, et rendant inutile ou nuisible la portion de pied conservée.

Il est sans doute des cas fort embarrassants dans lesquels on se décidera difficilement à prendre un parti extrême, en présence d'une lésion peu étendue et bien limitée; mais, sans tomber dans l'excès opposé aux principes de la chirurgie conservatrice, sans être par trop radical, je crois qu'à l'armée il faut être très-sobre d'amputations partielles du pied, et ne pas oublier que, dans ce cas, s'il est quelquefois possible de conserver une partie du pied, il est souvent très-difficile de conserver le blessé.

Amputation de la jambe à sa partie inférieure.

Sur quatorze amputations de la jambe à sa partie inférieure, nous avons eu huit morts et six guérisons.

Sur les six amputés guéris, deux seulement, à leur sortie de l'hôpital, avaient un moignon mince, effilé, qui paraissait complètement et assez solidement cicatrisé; les lambeaux étaient intacts, les extrémités osseuses bien recouvertes.

Sur deux, le moignon ne présentait plus aucune trace de gonflement; mais l'extrémité du tibia et du péroné, largement dénudés et nécrosés, entretenait un écoulement séro-purulent assez abondant à travers plusieurs trajets fistuleux; l'état général était complètement satisfaisant.

Sur les deux autres, le moignon était encore gonflé, douloureux, la cicatrice très-large et percée de plusieurs ouvertures fistuleuses aboutissant aux os nécrosés; il y avait encore des sueurs nocturnes; le teint restait pâle, malgré l'intégrité apparente des fonctions digestives.

Comme résultat consécutif, l'amputation de la jambe à sa partie inférieure n'a pas été aussi avantageuse que l'amputation au lieu d'élection; comme résultat définitif, elle l'a été infiniment moins, puisque quatre blessés n'étaient pas guéris après plusieurs mois de traitement, avaient une nécrose des extrémités osseuses, plusieurs trajets fistuleux, et auront conservé après guérison complète, si elle a eu lieu, une cicatrice large, irrégulière, et un excédant de membre très-gênant pour des hommes dont les ressources pécuniaires ne pourront jamais suffire à l'entretien de moyens prothétiques très-dispendieux.

Pendant toute la campagne d'Orient, j'ai vu vingt et une amputations de la jambe à sa partie inférieure; elles ont donné douze morts et neuf guérisons, presque toutes incomplètes. Deux fois j'ai dû faire une seconde amputation au lieu d'élection, par suite d'accidents répétés de pourriture d'hôpital qui avait détruit les téguments et largement dénudé les os.

En raison de la fréquence de l'inflammation du canal médullaire, cette opération, faite primitivement, était dangereuse; faite consécutivement, elle était aussi irrationnelle que possible et presque fatalement mortelle : je ne l'ai autorisée qu'une seule fois à l'hôpital sur un blessé qui, quoique dans d'excellentes conditions, est mort d'infection purulente aiguë.

Si tous les résultats donnés en Orient par l'amputation sus-malléolaire étaient connus, ils prouveraient clairement que cette amputation a eu des dangers immédiats plus graves que l'amputation au lieu d'élection, et des résultats définitifs beaucoup moins satisfaisants pour le plus grand nombre des opérés.

Bonne dans certaines positions sociales, cette nouveauté chirurgicale, remise en honneur depuis quelques années, devrait être exclue de la pratique du champ de bataille, et réservée pour quelques cas exceptionnels, quand on aura la certitude de pouvoir procurer aux amputés tous les avantages immédiats et consécutifs de l'opération. J'ai vu trois ou quatre amputés de la partie moyenne de la jambe; tous sont morts d'infection purulente par ostéo-myélite.

Amputation de la jambe au lieu d'élection.

Cent cinquante-trois amputations de la jambe au lieu d'élection ont donné quatre-vingt-une morts et soixante-douze guérisons, — un peu moins de moitié.

Pour cette amputation, la méthode circulaire et la réunion médiate jouissaient de tous leurs avantages; elles étaient d'une application simple et facile : toutes les fois que nous les avons employées simultanément, elles ont donné le plus souvent des résultats faciles et très-satisfaisants, qui auraient dû nous faire sortir plus tôt de la mauvaise voie dans laquelle nous étions engagé.

La méthode à lambeau latéral unique, que nous avons plusieurs fois employée sans jamais pouvoir obtenir de réunion immédiate, était aussi mauvaise que possible, et nous a toujours donné de très fâcheux résultats; nous avons dû y renoncer définitivement.

L'amputation circulaire de la jambe au lieu d'élection, au-dessus du canal médullaire, dans la partie spongieuse du tibia, douée de plus de vitalité que le tissu compacte, susceptible d'une modification facile et rapide avec la réunion médiate, présentait les conditions les plus favorables et toutes les chances possibles de guérison.

Ici, comme dans toutes les autres amputations, la réunion immédiate a été suivie des mêmes inconvé-

nients, des mêmes dangers, tout aussi impuissante
contre la pourriture d'hôpital, et tout aussi active
dans la production de l'infection purulente.

Dans cette amputation par la méthode circulaire
et la réunion immédiate, nous avons pu constater
toute la valeur du précepte classique qui recommande de réunir la plaie sur la ligne médiane d'un
côté à l'autre. Sur plusieurs amputés de Crimée, on
avait réuni d'avant en arrière, en plaçant sur les
côtés les angles de la plaie. Malgré la résection préalable de l'angle du tibia, sur tous la partie antérieure
de la manchette perforée par l'os s'est ulcérée dans
une large étendue, a retardé la guérison dans les cas
les plus heureux, a été presque toujours cause de
complications graves, et très-souvent d'accidents
mortels. L'expérience nous a prouvé que ce mode
de réunion est essentiellement mauvais sur des blessés épuisés, d'une faible vitalité, livrés aux fatigues
et aux secousses d'un déplacement plus ou moins
immédiat. Chez plusieurs, la perforation était complète à leur arrivée : sur d'autres, les téguments
rouges et amincis ne tardaient pas à céder à l'inflammation ulcérative ; sur tous, il en résultait une
nécrose étendue, une plaie large et irrégulière, d'une
réparation toujours très-lente et très-difficile dans
les cas de guérison.

Les résultats comparatifs donnés par l'amputation
sus-malléolaire et l'amputation au lieu d'élection
sont tout à l'avantage de cette dernière, et prouvent
clairement qu'à l'armée celle-ci doit mériter une
préférence presque exclusive. Ils prouvent de plus
que les médications opératoires ne peuvent être
les mêmes partout et dans toutes les circonstances ;
qu'elles varient et doivent varier suivant les conditions d'hygiène et de climat, surtout suivant les
conditions individuelles et générales dans lesquelles
se trouvent les blessés. Si l'amputation sus-malléolaire réussit le plus souvent dans les hôpitaux civils
et militaires en temps de paix, l'expérience nous a

démontré que cette amputation doit être exclue du champ de bataille, ou du moins ne doit pas être généralisée en pareille circonstance.

Pour réhabiliter dans la pratique l'amputation sus-malléolaire, on a fait valoir deux raisons sé-rieuses, mais plus spécieuses que réelles : le moindre volume de la partie retranchée, et l'avantage des appareils mécaniques qui dissimulent la mutilation et rendent la marche plus facile et plus solide.

Le principe de chirurgie qui établit mathématiquement la gravité d'une amputation d'après son éloignement ou sa proximité du tronc, n'est point vrai d'une façon absolue ; il doit être pris en sérieuse considération, mais non suivi d'une manière rigoureuse ; il a été complètement démenti par les résultats que nous ont donnés les amputations pratiquées sur le membre inférieur. Je l'ai plusieurs fois négligé, et j'ai rarement eu lieu de m'en repentir.

Pour bien apprécier la léthalité d'une amputation, il ne suffit pas toujours de prendre en considération le volume de la partie retranchée, son éloignement ou sa proximité du tronc ; il faut tenir compte surtout des accidents consécutifs, des complications les plus fréquentes, les plus probables, les plus difficiles à prévenir ou à combattre, et de toutes les conditions accessoires qui, dans les circonstances de guerre, sont le plus souvent infiniment variées et susceptibles d'exercer une grande influence sur les résultats et de rendre impossibles des guérisons qui eussent été faciles dans des conditions inverses.

Si, dans les circonstances ordinaires, l'amputation sus-malléolaire offre plus de chances de réussite que l'amputation au lieu d'élection, à l'armée d'Orient elle en offrait infiniment moins, puisqu'elle prédisposait d'une manière toute particulière à l'ostéo-myélite, qui a été la principale cause de mort pour nos amputés. Aussi a-t-elle donné des résultats immédiats et consécutifs peu satisfaisants, bien

différents de ceux que l'on obtient dans les hôpitaux
de Paris, où elle paraît jouir d'une innocuité et d'une
faveur que mon expérience personnelle ne me
permet pas de partager.

Si l'amputation sus-malléolaire a été le plus souvent suivie d'inflammation du canal médullaire, il
est juste de dire que souvent aussi cette inflammation est restée locale, n'a pas produit d'intoxication
générale, ou n'a produit qu'une infection purulente
chronique. Mais elle a déterminé la nécrose des extrémités osseuses, déformé le moignon, entretenu
des trajets fistuleux qui prolongeaient le séjour des
amputés à l'hôpital et devenaient cause de pourriture. Plusieurs fois cette dernière complication a
complètement dénudé les extrémités osseuses ; deux
fois elle a nécessité une seconde amputation au lieu
d'élection.

Dans les conditions analogues à celles où nous
nous trouvions, on pourrait peut-être invoquer en
faveur de l'amputation sus-malléolaire la possibilité de faire plus tard, au lieu d'élection, une seconde
amputation lorsque la première n'aurait pas réussi
ou se compliquerait d'accidents graves. Sans doute,
une seconde amputation est une ressource extrême
qu'il faut toujours tenter, mais qui offre beaucoup
moins de chances que la première, parce que l'organisme est déjà fortement ébranlé et plus ou moins
compromis. Sur les deux amputations que j'ai faites
en pareille circonstance, une seule a réussi ; l'autre
a été promptement suivie d'infection purulente aiguë.

Les moyens prothétiques, qui sont le complément
indispensable de l'amputation sus-malléolaire, me
paraissent passibles de reproches sérieux et réels,
trop bien justifiés par l'expérience de chaque jour
pour ne pas contre-balancer et même annihiler en
grande partie les avantages de cette opération. D'a-
bord, ils seront toujours, pour le plus grand nombre, d'une obtention difficile, d'un entretien coûteux,

et le plus souvent d'un renouvellement impossible.
Malgré les perfectionnements apportés dans leur
construction, malgré l'avantage qu'ils présentent
de n'exercer aucune pression sur le moignon, ils
nécessitent plusieurs points d'appui éloignés les uns
des autres, qui gênent les mouvements, rendent la
marche mal assurée, difficile, très-fatigante, quelquefois complètement impossible. Bons pour dissi-
muler la mutilation, ou pour les personnes qui peuvent se dispenser de marcher, ils sont bien inférieurs
au pilon pour celui qui, peu soucieux de cacher son
infirmité, éprouve le besoin d'un exercice quotidien,
ou bien qui veut demander au travail ses moyens
d'existence ou l'amélioration de la modique retraite
que lui paie le gouvernement. Sans répudier complètement les idées généreuses et philanthropiques qui
ont réhabilité dans la pratique l'amputation sus-
malléolaire, je crois que les appareils mécaniques
ne doivent rester qu'exceptionnellement pour certaines positions, pour quelques conditions de for-
tune et d'existence, et que l'inégalité sociale conti-
nuera d'exister pour l'amputation de la jambe; comme
elle existe et existera toujours sous tant d'autres
rapports.

En Orient, l'amputation de la jambe au lieu d'é-
lection a donné des guérisons plus nombreuses,
plus faciles, et des résultats définitifs beaucoup plus
avantageux pour les blessés que l'amputation sus-
malléolaire. D'après ce que j'ai vu et observé, d'a-
près les résultats comparatifs incontestables que nous
avons obtenus, je crois pouvoir affirmer qu'à l'armée et sur le champ de bataille, l'amputation de la
jambe au lieu d'élection doit rester l'amputation
classique par excellence, et mériter une préférence
sinon absolue, au moins presque exclusive.

Désarticulation du genou.

Douze désarticulations du genou ont donné onze

morts et une seule guérison, résultat déplorable, qui
ne prouve rien pour quatre opérés à l'hôpital, puisqu'ils étaient atteints de lésions inévitablement et
promptement mortelles sans amputation, et que
toutes les amputations consécutives de la cuisse
ont été autant d'insuccès, mais résultat très-défavo-
rable pour les amputations primitives, qui ne comp-
tent qu'une guérison sur huit opérés, tandis que les
amputations primitives de la cuisse en ont donné
plus du tiers.

Malgré le perfectionnement des méthodes et des
procédés opératoires, la désarticulation du genou est
toujours une opération très-grave, dont la valeur, encore controversée par les auteurs, laisse le praticien
dans le doute et l'incertitude. Les résultats que cette
opération a donnés à l'armée d'Orient fortifient l'o-
pinion des chirurgiens, qui la croient plus grave que
l'amputation de la cuisse; mais il faut tenir compte
des conditions mauvaises dans lesquelles nous étions,
peser mûrement les complications qui ont été causes
de mort, et chercher les moyens de les prévenir.
Malgré la largeur de la surface articulaire et les anfractuosités persistantes après la désarticulation,
malgré l'étendue de la plaie, malgré le peu de succès
que nous avons obtenu, il m'est impossible d'admettre qu'elle soit plus grave que l'amputation de la
cuisse.

Il existe dans la méthode et le procédé que j'ai vu
employer presque constamment pour la désarticulation de la jambe, des raisons d'insuccès qu'il faut absolument faire disparaître, si l'on veut obtenir de
cette opération tous les avantages promis par les auteurs qui l'ont réhabilitée dans la pratique. Je crois
ce résultat possible, en faisant subir à la méthode
circulaire et à la méthode ovalaire de Baudens
une modification semblable à celle que j'ai proposée et mise en pratique pour la désarticulation du
coude.

Le seul amputé qui a guéri avait été opéré en Crimée par le procédé de Rossi, qui fait deux lambeaux latéraux réunis sur la ligne médiane, d'un côté à l'autre. La guérison était parfaite, et n'avait pas été enrayée par la série des accidents graves et successifs observés sur tous les autres amputés.

Aux douze faits de la statistique, j'en ajouterai quatre autres :

1° Un soldat du 7e de ligne, blessé à la bataille de l'Alma, opéré immédiatement par M. Thomas, mort, à l'hôpital de Péra, de cachexie purulente, dans le mois de décembre 1854, après cicatrisation à peu près complète de la plaie, la partie antérieure de la cuisse criblée de contre-ouvertures ;

2° Un soldat du 4e régiment d'infanterie de marine, blessé à la bataille de l'Alma, amputé le 12 octobre, mort, le 28 du même mois, d'infection purulente avec fusées gangréneuses le long du fémur et trois incisions successives à la partie antérieure de la cuisse ;

3° Un soldat du 100e de ligne, opéré en Crimée après la prise de Sébastopol, arrivé à l'hôpital le 7 novembre, mort le 25 du même mois d'infection purulente, la cuisse criblée de contre-ouvertures ;

4° Un sergent-fourrier du 28e de ligne, blessé à la prise de Sébastopol, amputé immédiatement en Crimée par M. Boudier, arrivé à l'hôpital dans les derniers jours de décembre 1855, la plaie d'amputation complètement cicatrisée, la cuisse criblée de contre-ouvertures dont une n'est pas encore complètement fermée; état général parfaitement bon; évacué sur France dans le commencement de 1856.

En réunissant les blessés de ces deux catégories, nous avons seize amputés dans l'articulation du genou, dont deux seulement ont guéri, l'un sans accidents primitifs ni consécutifs, l'autre après des accidents consécutifs répétés et prolongés.

Sur quinze, on a désarticulé la jambe par la méthode ovalaire suivie de la réunion immédiate; on l'a désarticulée par la méthode à lambeaux latéraux sur un seul qui, bien que soumis à une tentative de réunion immédiate primitive, n'a véritablement guéri que par la réunion immédiate secondaire.

Sur tous on a conservé la rotule, qui n'a subi aucune altération pathologique, malgré les complications purulentes consécutives.

Sur cinq amputations consécutives, il y a eu trois fois gangrène avec emphysème du moignon et du membre, et une seule fois infection purulente.

Sur douze, il y a eu inflammation suppurative de la capsule séreuse, rupture de sa partie supérieure, gonflement phlegmoneux de la partie antérieure et inférieure de la cuisse, avec fusées noirâtres le long du fémur largement dénudé ; ensuite collections purulentes multiples et successives, qui dix fois ont déterminé la mort par pyohémie aiguë ou chronique.

Sur un seul, il y a eu gangrène avec mortification complète du lambeau et large dénudation des condyles ; ce qui n'a pas empêché le gonflement phlegmoneux de la cuisse, la formation d'une collection purulente sus-rotulienne, et les fusées le long du fémur.

D'après ces résultats significatifs, il est bien évident que, dans les mauvaises conditions, la désarticulation du genou offre peu de chances de réussite; que la réunion immédiate en offre encore moins, et que la réunion médiate paraîtrait encore ici devoir être avantageuse, malgré l'étendue et les anfractuosités de la surface articulaire. Sans doute un seul fait, qui peut être exceptionnel et tenir à des dispositions anatomiques particulières, ne suffit pas pour trancher une question aussi importante ; mais il doit être pris en sérieuse considération, et diminuer un peu la crainte des dangers que doit produire l'exposition à l'air et le contact des pièces d'appareil sur une large surface cartilagineuse.

La désarticulation du genou est une opération simple, d'une exécution facile ; ce qui en fait le danger, c'est bien moins le volume de la partie retranchée, l'étendue de la surface articulaire, sa proximité du tronc, que la disposition anatomique de l'anfractuosité sus-rotulienne, qui, se transformant pathologiquement en cavité close, devient la cause efficiente, réelle, des fusées purulentes, qui se sont montrées onze fois sur onze amputés, et ont été dix fois cause de mort.

Dans l'état normal, cette synoviale forme au-dessus de la rotule un vaste cul-de-sac, remplacé quelquefois par une capsule séreuse complètement distincte, placée entre le fémur et le tendon des extenseurs. Cette cavité synoviale communique le plus ordinairement avec celle du genou par une ouverture plus ou moins large. Lorsque cette communication existe, on trouve toujours un rétrécissement ou un étranglement plus ou moins considérable, qui est le vestige de la séparation ; de plus, de chaque côté de la rotule, la synoviale s'étend au-dessous des muscles vaste externe et vaste interne. D'après cette disposition anatomique normale, que l'amputation ne fait pas disparaître, il est facile d'expliquer la formation de la collection purulente, la rétention du pus et toutes ses suites. Le procédé et la méthode opératoire qui éviteront le mieux cette rétention du pus, donneront les meilleurs résultats et devront obtenir la préférence.

La méthode circulaire et la réunion médiate favorisent l'écoulement du pus, l'élimination des cartilages, et permettent de pousser jusqu'au fond de la plaie les injections détersives ou autres auxquelles on croirait devoir recourir, non-seulement sans craindre l'étendue et les anfractuosités du moignon, mais précisément en raison de ces deux circonstances défavorables. J'emploierais ces deux méthodes avec grande confiance, malgré le reproche que l'on fait à l'amputation circulaire de placer la cicatrice à la partie inférieure du moignon et de l'empêcher de prendre un point d'appui sur le cuissard ; résultat définitif sans doute très-avantageux, mais sur lequel il faut peu compter, et, dans tous les cas, trop peu

important, et peut-être trop précaire pour contre-
balancer les accidents primitifs de l'inflammation
sus-rotulienne. Mais, malgré les avantages incontestables des deux méthodes, elles seront le plus souvent insuffisantes pour prévenir sûrement la rétention du pus dans la cavité sus-rotulienne, lorsque
cette cavité sera indépendante, et quand l'ouverture
de communication entre les parties supérieure et
inférieure de la synoviale disparaîtra sous l'influence
de l'inflammation traumatique, ce qui arrivera presque toujours.

Le procédé de Rossi, qui taille deux lambeaux
latéraux sur les côtés pour les réunir sur la ligne
médiane, bien qu'ayant donné un résultat complètement satisfaisant, me paraît beaucoup moins avantageux pour la réunion médiate que l'amputation
circulaire; il est passible du même reproche, de
placer la cicatrice au niveau du point d'appui; il
n'est pas plus susceptible d'empêcher la formation
de la collection purulente sus-rotulienne, et de
favoriser l'écoulement du pus; mais il pourra quelquefois être utilement appliqué dans certaines conditions de la blessure. Quant au lambeau postérieur
relevé contre son propre poids, le raisonnement et
l'expérience le condamnent; il vaudrait mieux renoncer à la désarticulation du genou que d'employer
ce procédé, même s'il restait le seul possible.

La méthode ovalaire à lambeau antérieur, par le
procédé de Baudens, donne un magnifique résultat immédiat et consécutif; le lambeau retombe
naturellement par son propre poids, il recouvre
parfaitement les condyles; il est facile à maintenir
sans tirailler les lèvres de la plaie; après la guérison,
le blessé peut appuyer le moignon sur le cuissard
sans douleurs, sans crainte de déchirer la cicatrice
qui est placée en arrière, à l'abri de la pression et des
froissements. Puisque, malgré l'appauvrissement extrême de la constitution de nos blessés, la langueur
et l'inertie des principales fonctions, nous n'avons

observé qu'une seule fois la gangrène du lambeau, on doit peu craindre la mortification des téguments, bien qu'elle soit possible, mais exceptionnelle. Ce procédé présente comme tous les autres, peut-être même à un plus haut degré qu'eux, l'immense désavantage d'empêcher l'écoulement du pus, dont la rétention dans la partie antérieure et inférieure de la cuisse devient la cause efficiente de tous les accidents consécutifs que nous avons observés, accidents qui ont été presque constamment mortels.

La principale cause d'insuccès dans la désarticulation de la jambe étant commune à toutes les méthodes, à tous les procédés, et le même moyen préventif s'appliquant à tous, il faut, abstraction faite de cette cause, donner la préférence à la méthode et au procédé qui présentent les meilleurs résultats immédiats et définitifs. L'emploi du procédé de Baudens me paraît devoir être généralisé.

L'articulation du genou représente assez exactement l'articulation du coude renversée; la rotule est l'analogue de l'olécrâne, la cavité sus-rotulienne correspond à la cavité olécrânienne; mais après la désarticulation du coude, l'olécrâne étant enlevé, il ne reste que la moitié de la capsule séreuse; il n'y a pas d'anfractuosité; le pus qui s'y forme ou s'y accumule n'a aucune tendance à remonter le long de l'humérus; s'il lui est difficile, même impossible, de venir contre son propre poids sortir par la plaie située en avant, il lui est assez facile de perforer la peau et de se faire jour au-dehors.

Au genou, au contraire, la rotule conservée est retenue en place par ses attaches latérales qui descendent plus bas que son angle inférieur, et, de plus, par une bride séro-fibreuse, appelée ligament adipeux, qui, de son angle inférieur, plonge dans le sillon inter-condylien pour aller se fixer en bas et en arrière à la partie antérieure de l'échancrure inter-condylienne. Quand même la rotule tirée par les muscles extenseurs de la jambe subirait un degré prononcé d'ascension, elle ne pourrait jamais remonter assez haut pour effacer le cul-de-sac sus-rotulien, et faciliter l'écoulement du pus formé en ce point lorsque existe la communication normale entre la partie supérieure et la partie inférieure de la synoviale. Lorsque cette communication n'existe pas ou n'existe plus, les accidents sont indépendants des contractions musculaires et des mouvements passifs de la rotule. Mais, au contraire, les faibles mouvements d'ascension qu'éprouve la rotule tirée en haut par le triceps crural, et retenue par ses attaches inférieures, ont pour résultat de l'appliquer plus fortement sur les condyles, de faire disparaître le canal de communication, et de transformer en cavité close la partie supérieure de la synoviale. S'il restait encore quelque voie ouverte à l'écoulement de la sérosité sus-rotulienne, l'inflammation suppurative, qui ne tarde pas à se déclarer, augmente encore la pression de la rotule et l'oblitère complètement. Le pus s'accumule alors dans la cavité sus-rotulienne, la distend, la perfore à sa partie supérieure où elle présente le moins de résistance, et remonte le long du fémur, ne pouvant s'échapper par en bas, en avant ni latéralement, où l'aponévrose et l'épaisseur du triceps crural lui forment une barrière presque insurmontable, dont il ne triomphe qu'après avoir produit des désordres graves, étendus et presque inévitablement mortels. De plus, le lambeau rabattu de haut en bas et d'avant en arrière, soumis à la pression atmosphérique, à la pression des pièces d'appareil et des moyens contentifs, s'applique exactement sur la surface articulaire du fémur, et contribue encore à diviser l'étendue de la surface traumatique en deux parties tout à fait indépendantes l'une de l'autre.

Il existe plusieurs moyens de conjurer les accidents que je viens de signaler, d'empêcher leur manifestation, ou de diminuer la gravité de leurs effets.

1° En enlevant la rotule, on fait disparaître en

grande partie la cavité séreuse, on empêche la formation en ce point d'un foyer purulent abondant qui aurait encore beaucoup de difficulté à s'écouler par la plaie, mais qui aurait alors plus de tendance et plus de facilité à perforer la peau qu'à remonter le long du fémur. Lorsque la partie supérieure de la synoviale est transformée normalement en cavité close indépendante de la partie inférieure, la précaution serait encore insuffisante; mais, comme dans le cas précédent, le foyer purulent se porterait facilement en avant, s'il ne pouvait s'écouler par en bas, et n'aurait aucune tendance, je dirai même aucune raison, de se porter en haut. Si l'ablation de la rotule présente des avantages incontestables, ils sont plus que compensés par le grave inconvénient d'augmenter de beaucoup l'étendue du lambeau, de le priver de la plus grande partie de ses moyens de nutrition, de l'exposer à une mortification totale ou partielle, de déformer le moignon, et de produire une large dénudation des condyles, toujours fâcheuse et suivie d'une cicatrisation très-difficile.

2° En coupant le ligament adipeux et les attaches latérales de la rotule, on pourrait lui faciliter un mouvement d'ascension beaucoup plus prononcé, et diminuer sa pression sur la gouttière inter-condylienne; mais il faudrait couper les attaches dans une grande étendue, et, quel que fût le degré de rétraction du triceps, on n'arriverait jamais à faire disparaître complètement l'arrière-cavité de la synoviale. Il y aurait toujours en ce point une abondante sécrétion de pus, dont l'écoulement par la plaie, toujours plus ou moins empêché par l'application du lambeau sur les condyles, aurait peu de tendance à remonter sous le triceps, mais aurait toute facilité pour se porter sur les parties latérales, gagner la partie postérieure de la cuisse, et produire des complications encore très-fâcheuses. La section des attaches latérales de la rotule ne présente pas de difficultés sérieuses; mais on s'exposerait à produire un écoulement sanguin toujours inutile, quelquefois peut-être difficile à arrêter, qui deviendrait une complication réelle et fâcheuse dans une opération déjà très-grave par elle-même.

3° Le moyen préventif qui me paraît le plus simple, le plus rationnel et le plus efficace, consiste à faire immédiatement sur la ligne médiane, après la désarticulation de la jambe, une incision verticale, qui, partant du bord supérieur de la rotule, remonterait à 4 ou 5 centimètres, en coupant la peau, l'aponévrose, et la paroi antérieure de la capsule. Comme l'aponévrose est très-épaisse et la contraction musculaire très-énergique, pour empêcher l'agglutination des bords de la boutonnière, et pour la maintenir toujours béante, on divise, par une double incision sous-cutanée, d'un à deux centimètres d'étendue, les parties aponévrotiques de chaque lèvre de la plaie, dans laquelle on porte jusqu'au fond une mèche d'un volume convenable. Que la partie supérieure de la synoviale soit isolée ou non, elle sera sûrement et largement ouverte par l'incision verticale, il n'y aura pas d'étranglement possible ; le pus, trouvant une issue facile en avant, se portera naturellement et facilement de ce côté, et n'aura plus la même tendance à fuser le long du fémur contre son propre poids ; l'écoulement, se faisant immédiatement et d'une manière contenue, préviendra toute collection dangereuse ; l'ouverture, facile à maintenir largement béante, permettra d'agir sur le fond de la cavité et de remplir les indications convenables en temps opportun.

Cette incision sus-rotulienne, faite sur la ligne médiane dans un point où n'existe aucun vaisseau d'une certaine importance, ne peut déterminer aucune hémorrhagie sérieuse, et le moindre écoulement sanguin serait facilement arrêté par les moyens hémostatiques les plus ordinaires ; elle est simple et facile, elle ne peut en rien ajouter à la gravité de l'opération.

Cette simple incision préventive, que je n'ai pas encore employée sur le vivant, suffira-t-elle pour conjurer les accidents qui se sont déclarés onze fois sur onze désarticulations du genou ? J'ai tout lieu de le croire ; mais l'expérience seule prononcera sur la valeur de cette innovation, si elle paraît assez rationnelle pour être essayée.

Amputation de la cuisse dans la continuité.

Cent trente amputations de la cuisse ont donné quatre-vingt-treize morts et trente-trois guérisons, le quart ; mais quatre-vingt-quatre amputations primitives ont donné cinquante-trois morts et trente et une guérisons, un peu plus du tiers, tandis que quarante-six amputations consécutives ont donné quarante-quatre morts et seulement deux guérisons.

Deux guérisons sur quarante-six amputations de cuisse !

Je ne crains pas de faire un pareil aveu, parce qu'un aussi triste résultat est bien de nature à prouver la supériorité des amputations primitives dans les conditions de guerre et d'encombrement ; parce que nous n'avons opéré que sur des indications précises et positives ; parce que nous n'avons agi que dans l'intérêt de malheureux blessés voués à une mort certaine et prochaine, comme l'a surabondamment prouvé le sort constamment et promptement funeste de ceux qui n'ont pas été amputés, quoique atteints de fractures moins graves que celles des premiers. Le seul bénéfice de l'opération est d'avoir prolongé de quelques mois l'existence d'une dizaine d'amputés, qui n'ont pas moins fini par succomber à la cachexie purulente après des douleurs assurément moins vives, mais plus prolongées. Une si longue et si constante série d'insuccès ne peut être seulement l'effet de mauvaises méthodes, de procédés défectueux, car en Afrique, par les mêmes méthodes et les mêmes procédés opéra-

toires, j'ai obtenu successivement neuf guérisons
promptes et faciles. En Orient, nous avons varié les
méthodes, nous avons essayé tous les procédés,
sans pouvoir changer les résultats, et je ne crois pas
que dans les autres hôpitaux de Constantinople on
ait été plus heureux qu'à l'hôpital de Dolma-Bagtché.

Dans cette même période de six mois, j'ai eu dans
mon service vingt blessés atteints de lésions osseuses
du fémur qui n'ont pas été amputés, parce que sur
le plus grand nombre le peu d'étendue de la lésion
osseuse et des parties molles ne réclamait pas l'amputation et permettait d'essayer la conservation du
membre, avec des chances raisonnables de succès.
Ces vingt blessés se décomposaient ainsi qu'il suit :

Six étaient atteints de fracture simple de la partie
moyenne du fémur par éclat de bombe, sans plaie
aucune, sans contusion grave ; sur ce nombre, *deux*
sont morts d'infection purulente par ostéo-myélite ;
deux ont guéri facilement dans l'espace de temps or-
dinaire ; enfin *deux* ont guéri très-difficilement, après
plusieurs mois de traitement et avec raccourcissement de plusieurs centimètres, malgré un état général en apparence très bon et l'usage prolongé de
l'appareil à extension.

Trois étaient atteints de fracture simple par éclat
de bombe avec plaie ; sur un seul la plaie pénétrait
jusqu'à l'os : morts tous les trois.

Sept avaient une fracture peu comminutive du fémur par coup de balle : tous les sept ont succombé.

Un était atteint de fracture comminutive du grand
trochanter : mort.

Trois étaient atteints de lésions du col par
coup de balle : morts. Sur deux le col était fracturé comminutivement ; sur le troisième, la balle
avait seulement écorné légèrement la face externe
du col et traversé la capsule.

En éliminant les six premiers blessés atteints de
fracture sans plaie, lésion qui guérit partout facilement, et qui cependant à Constantinople nous a

donné deux morts, il reste quatorze lésions osseuses du fémur, qui, malgré les soins et les appareils convenables, ont toutes eu un résultat promptement funeste, parce que les complications ne tardaient pas à paraître, et qu'une fois développées elles marchaient même plus rapidement qu'après l'amputation.

En admettant que dans chacun des trois autres services de chirurgie il y ait eu autant de lésions osseuses de la cuisse que dans le mien, nous aurions un total de quarante-huit blessés sur lesquels on a cru pouvoir et devoir essayer la conservation du membre.

Mais j'admets que dans cette période de six mois il n'y en ait eu que quarante, chiffre assurément au-dessous du nombre réel. Ces quarante blessés ont donné une seule guérison, obtenue par M. Maillefer sur un jeune zouave atteint de fracture simple du tiers supérieur du fémur par un éclat de bombe qui était resté dans la plaie. Le projectile avait pénétré à la partie postérieure du membre, en faisant une large plaie qui était admirablement placée pour faciliter l'écoulement permanent des liquides purulents. Malgré cette disposition si avantageuse de la plaie, la consolidation s'est faite lentement, avec un raccourcissement considérable ; le blessé n'a pu être évacué sur France qu'après plus de sept mois de séjour à l'hôpital. A son départ, la plaie restait fistuleuse, le teint complètement décoloré; l'amaigrissement était voisin du marasme, et les principales fonctions dans un état très-peu satisfaisant.

Conformément aux préceptes de Baudens sur les fractures comminutives par armes à feu, dans le commencement j'ai extrait les esquilles mobiles, toutes les fois qu'il y avait indication et possibilité de le faire, mais sans en retirer aucun avantage, sans prévenir ni retarder l'apparition des accidents. J'ai même vu plusieurs fois l'intoxication purulente débuter plus fortement et marcher plus rapidement sous l'influence du débridement préalable, souvent nécessaire, de l'écoulement sanguin presque inévi-

table, et des douleurs plus ou moins vives qu'on ne
peut pas toujours épargner aux blessés. Dans les
mauvaises conditions où nous étions, il était si important de ménager le sang et la sensibilité des blessés, qui, à leur arrivée, étaient tous très-affaiblis et
déjà plus ou moins empoisonnés, que j'avais fini par
renoncer à tout traitement préventif et que je n'agis-
sais que quand l'indication était urgente. Les résultats
n'ont pas été meilleurs, mais au moins je n'ai pas augmenté ni précipité la marche des accidents mortels
par des manœuvres destinées à les conjurer. Quand
il est difficile d'agir utilement et sûrement, il faut
savoir s'abstenir et attendre.

Si la chirurgie conservatrice a eu si peu de succès
à la cuisse, elle a quelquefois réussi à la jambe dans
des cas simples, plus souvent sur le membre supérieur; mais, en somme, je l'ai vu si souvent, même
dans des cas très-simples, suivie d'accidents graves auxquels il n'était plus possible de remédier,
qu'on ne peut vraiment invoquer en sa faveur quelques cas exceptionnels généralement peu satisfaisants, et qui sont dans une proportion infiniment
petite en raison des tentatives nombreuses qui ont
été faites.

Les circonstances étaient si défavorables, la constitution des blessés si profondément altérée, si radicalement épuisée, les complications si graves, si fréquentes et si promptement funestes, que les préceptes classiques étaient presque toujours en défaut,
et leur application inefficace ou insuffisante, souvent même nuisible, parce qu'ils manquaient du
concours indispensable de la réaction organique
et de la force médicatrice de la nature, conditions
exceptionnelles, mais de circonstance, dont il faut
bien se pénétrer pour expliquer l'insuccès de nos
tentatives et ne pas faire peser sur la chirurgie conservatrice une responsabilité qui ne lui incombe pas,
mais qui prouve qu'elle ne réussit pas partout ni
toujours.

Plusieurs amputations consécutives ont été nécessitées par des fractures comminutives graves de la partie supérieure de la jambe, ou par des lésions de l'articulation du genou. Aurions-nous été plus heureux en essayant la conservation du membre ? J'ose affirmer que non, parce que les fractures comminutives, même de la partie moyenne ou inférieure de la jambe, étaient aussi graves, aussi dangereuses que celles de la cuisse : je n'en ai vu guérir aucune, malgré plusieurs tentatives que nous avons faites ; parce que les accidents débutant sous une forme moins aiguë et marchant moins rapidement, nous laissaient toujours la possibilité d'amputer en temps utile au lieu d'élection. Mais les fractures comminutives de la partie supérieure de la jambe, comme celles de la cuisse, étaient promptement suivies d'intoxication purulente qui rendait ensuite toute opération impossible ou inutile.

Quant aux lésions de l'articulation du genou avec fracture ou pénétration, elles ont surpassé en gravité tout ce que nous avons observé sur les autres parties du membre inférieur ; elles étaient promptement suivies d'arthrite purulente, qui débutait rapidement, avec douleurs vives suivies presque immédiatement de prostration et de mort avec symptômes adynamiques.

Les lésions de l'articulation du genou sans plaies ou avec plaies, mais sans pénétration, étaient le plus souvent suivies d'arthrite purulente qui débutait lentement, sourdement, sans douleurs vives, avec gonflement médiocre, ne se traduisant jamais par des symptômes graves que lorsqu'il n'était plus temps d'agir. J'ai eu, dans mon service seul, dix cas de cette seconde catégorie, qui ont donné six morts et quatre guérisons, dont deux n'étaient pas assurées au départ des blessés. Ces contusions, en apparence simples, étaient le plus souvent produites par des éclats de bombes ou par des projectiles arrivés à la fin de leur course. Les deux blessés, à peu près complètement

et solidement guéris à leur sortie de l'hôpital, avaient
été atteints de fracture de la rotule. Sur le premier,
la balle avait frappé obliquement l'articulation et
s'était divisée sur le bord externe de la rotule ;
la fracture était peu comminutive, le gonflement
de l'articulation a été peu fort et jamais douloureux. Sur le second, la balle avait frappé directement d'avant en arrière sur le milieu de la rotule,
qui était fracturée en étoile très-comminutivement.
Dans les commencements, le gonflement articulaire a été assez fort, médiocrement douloureux ;
il a persisté longtemps sans réaction générale.
Outre les esquilles primitives extraites facilement,
il en est sorti encore beaucoup d'autres en plusieurs fois. Il n'est resté de l'os primitif que le bord
interne, équivalant tout au plus au quart de la rotule. La pourriture d'hôpital s'est déclarée deux fois
dans la plaie : la première fois, elle n'a cédé qu'incomplètement au cautère actuel, dont l'application
n'avait pas été assez forte ni assez profonde dans la
crainte d'ouvrir l'articulation ; la seconde fois, com-
battue par le perchlorure de fer, elle a cédé rapidement et complètement.

Sur quatre-vingt-dix-sept amputés de la cuisse qui
ont succombé, soixante-cinq sont morts d'infection
purulente aiguë ou chronique. Ce résultat, loin de
paraître extraordinaire, s'explique facilement par la
largeur du canal médullaire, puisque l'ostéo-myélite
était la cause la plus fréquente, on pourrait presque
dire la cause unique de la pyohémie ; car la phlébite,
très-rare, ne faisait qu'accélérer la manifestation et
la marche des accidents, et la mort survenait le plus
souvent avant que l'inflammation de la moelle fût arrivée à la période de suppuration, en raison des mauvaises conditions physiologiques de nos blessés, des
aptitudes morbides qu'ils présentaient, et de la fréquence de l'inflammation du canal médullaire. Après
l'amputation dans la continuité, il était impossible
que cette complication ne fût pas très-fréquente à la

cuisse, où le canal présente des dimensions exagé-
rées et des parois osseuses très-compactes, d'une
faible vitalité et très-difficiles à modifier. A la partie
moyenne de la cuisse, comme à la partie moyenne
de la jambe et du bras, l'amputation a été presque
constamment suivie d'infection purulente par ostéo-
myélite, et elle l'eût été probablement toujours sans
l'intervention de la gangrène avec emphysème et de
la pourriture d'hôpital, qui ont masqué les débuts de
l'inflammation de la moelle, ou en ont empêché la
manifestation.

Ici encore, nous avons observé des résultats qui
renverseraient les principes de la science, si l'on
faisait abstraction des malheureuses conditions dans
lesquelles nous observions, mais qui s'expliquent
facilement par la fréquence de la complication qui
a été le plus souvent cause de mort, qui en sont
même la conséquence logique et rigoureuse. Tous
les auteurs disent que l'amputation de la cuisse
réussit d'autant moins qu'elle est faite plus haut; le
fait est assurément vrai dans les conditions ordinaires; mais il a été complètement démenti par l'é-
vènement. Nous avons observé plusieurs cas de guérison d'amputation de la cuisse faite au-dessus du
tiers supérieur, et je suis bien persuadé, d'après ce
que j'ai vu, qu'en ce point ils ont été proportionnellement beaucoup plus nombreux qu'à sa partie
moyenne et inférieure. Nous avons eu en même
temps un blessé dans le service de M. Jalabert, et
deux dans le mien, qui, tous les trois, avaient été
amputés immédiatement au-dessous du grand trochanter. Le premier, officier russe, amputé en Crimée, entra à l'hôpital de Dolma-Bagtché le 26 juillet.
A son arrivée, l'extrémité de l'os fait une légère
saillie au centre de la plaie, qui est largement béante.
Il y eut de nombreux abcès périphériques, et ensuite
exfoliation du bout de l'os, puis cicatrisation progressive, qui était presque complète le 8 novembre,
jour du départ du blessé. Le deuxième, sergent au

10e de ligne, d'une forte constitution, amputé en Crimée au quart supérieur de la cuisse, arriva à l'hôpital le 5 septembre ; la plaie est largement ouverte ; l'os est au niveau des chairs gonflées ; l'état général, sans être sérieusement compromis, est peu rassurant. Les jours suivants , symptômes généraux graves, ensuite pourriture d'hôpital qui cède une première fois et qui reparaît encore plus tard, mais moins intense ; enfin, mieux, exfoliation, puis cicatrisation rapide. A son départ, le 10 décembre, il ne reste que deux trajets fistuleux entretenus par des fils qui n'ont pu encore être retirés : ce sous-officier est actuellement retraité en Corse, son pays natal. Le troisième, sous-officier au 1er régiment de zouaves, d'une très-forte constitution, blessé le 8 septembre, amputé, le 10, de la cuisse à sa partie supérieure, arriva à l'hôpital le 2 octobre, la plaie largement béante, et l'os un peu dénudé. Evacué sur France le 18 décembre, la cicatrisation est presque complète, et l'état général parfaitement bon. Ce sous-officier est actuellement retraité, et employé, je crois, dans un des ministères de Paris.

J'ai fait quatre fois l'amputation de la cuisse immédiatement au-dessous du grand trochanter. Aucun des quatre amputés n'a guéri; mais ils ont survécu beaucoup plus longtemps, parce que la section de l'os portant au-dessus du canal médullaire, dans la partie spongieuse, les accidents d'intoxication purulente se développaient moins rapidement et marchaient plus lentement. Il est incontestable que c'est à l'absence du canal médullaire en ce point, ou du moins à sa grande diminution à la partie supérieure de la cuisse, que sont dues les guérisons exceptionnelles que nous avons obtenues.

Mais je dois encore insister sur une remarque importante au point de vue de la médecine opératoire et du traitement, pour justifier les avantages que j'attribue à la réunion médiate. A la cuisse, plus on remonte, plus l'amputation circulaire est difficile et insuffisante pour bien recouvrir l'extrémité osseuse, obtenir l'affrontement des lèvres de la plaie et leur réunion immédiate. Les trois amputés que je viens de citer, un quatrième que j'ai reçu dans le mois de juin, et un cinquième, prisonnier russe, dans le mois d'août, avaient été opérés par la méthode circulaire avec tentative de réunion immédiate qui n'a pas réussi heureusement. Chez tous, à leur arrivée, la plaie était largement ouverte, le bout de l'os visible et superficiel, la rétention du pus impossible, et le moignon dans des conditions incomplètement bonnes sans doute, mais qui permettaient un pansement convenable et l'écoulement facile du pus : tous les cinq ont guéri. Sur les quatre que j'ai amputés, trois par la méthode à lambeau et un par la méthode circulaire, l'os était complètement et hermétiquement recouvert ; la réunion immédiate n'a pas eu lieu, mais la rétraction des parties molles a été peu prononcée ; il n'y a eu aucune dénudation consécutive de l'os : tous les quatre sont morts de pyohémie. Je reste bien persuadé qu'à la cuisse comme ailleurs, et peut-être plus qu'ailleurs, à sa partie moyenne comme à sa partie supérieure et inférieure, la réunion médiate aurait donné des résultats incontestablement meilleurs et plus faciles.

Je n'ai vu qu'une seule amputation de cuisse faite dans les condyles du fémur sur un sous-lieutenant du 47e de ligne, arrivé à l'hôpital le 13 août, opéré depuis sept ou huit jours ; il mourut le surlendemain 15, de phlébite avec abcès métastatiques nombreux. La plaie était complètement desséchée, la section de l'os noirâtre, sans traces évidentes de pus dans le tissu aréolaire ; le canal médullaire était intact ; la moelle seulement un peu rougeâtre et déjà sensiblement gonflée.

Nous avons amputé plusieurs fois immédiatement au-dessus des condyles, dans la substance spongieuse ou à l'origine du canal médullaire ; les résultats ont

été constamment mauvais, parce que nous n'avons
jamais osé essayer la réunion médiate à la cuisse; surtout nous avons pu voir toute l'influence de l'ostéo-
myélite sur la rétraction des lambeaux. Après l'amputation circulaire ou à lambeaux, si les blessés
résistaient aux premiers accidents, les parties molles
s'atrophiaient lentement, se rétractaient progressivement; bientôt l'os paraissait au niveau des lèvres
de la plaie, les dépassait ensuite, et finissait par con-
stituer une flèche osseuse de plusieurs centimètres
de longueur. Souvent, ou pour mieux dire presque
toujours, la saillie de l'os précédait l'apparition des
symptômes généraux, qui plusieurs fois ne se sont
pas montrés et ont laissé la cicatrice se faire complètement autour de l'os, malgré la désorganisation de
la moelle, dont l'altération restait localisée sans réaction générale. Mais le plus souvent la cicatrisation
complète était retardée ou empêchée par la saillie de
l'os; la plaie continuait à fournir une suppuration
séreuse, grisâtre, de mauvaise nature; la réparation
des forces ne se faisait pas, et les amputés, trop faibles pour être évacués ou déplacés, restaient plongés
dans le foyer miasmatique, et arrivaient lentement
au marasme et à la mort, sans avoir jamais présenté
de symptômes généraux graves.

D'autres fois, malgré une cicatrisation complète de
la plaie autour de l'os plus ou moins saillant, malgré la réparation des forces et de l'embonpoint, l'ostéo-myélite persistait à l'état latent, et toute tentative
opératoire était promptement suivie d'intoxication
purulente aiguë.

Désarticulation coxo-fémorale.

J'ai pratiqué deux fois la désarticulation coxo-
fémorale; mes deux amputés sont morts : l'un vingt
heures, et l'autre soixante heures après l'opération.
Amputés tous les deux par la méthode ovalaire un

peu modifiée, ils ont perdu très-peu de sang, et ont très-bien supporté l'opération. L'autopsie a montré dans les deux cas une injection prononcée des méninges et du cerveau, une forte congestion pulmonaire, qui a été bien certainement la cause la plus active de la mort dans les deux cas.

Toutes les désarticulations coxo-fémorales pratiquées immédiatement en Crimée ont été suivies de mort dans un délai généralement court. Celles qui ont été faites consécutivement dans les hôpitaux de Constantinople n'ont pas eu un meilleur résultat ; mais plusieurs amputés ont résisté assez longtemps pour faire espérer la guérison. Sur un prisonnier russe, amputé par M. Legouest, la cicatrisation de la plaie s'était faite complètement, malgré une complication grave qui a fini par déterminer des accidents mortels quatre mois après l'opération.

Des faits consignés dans les archives de la science il résulte que, jusqu'à présent, les amputations dans l'articulation coxo-fémorale faites primitivement ont constamment échoué ; que les amputations consécutives ont donné quelques succès, et les amputations ultérieures un peu plus encore. Il est donc incontestable, comme l'a judicieusement établi M. Legouest, qu'il faut retarder le plus possible le moment de l'opération pour ne faire que des amputations consécutives, et, si faire se peut, arriver jusqu'au moment de l'amputation ultérieure, pour donner à la constitution le temps de subir progressivement les modifications organiques nécessaires, qui lui permettront de supporter plus facilement les perturbations fonctionnelles inévitables après une amputation qui retranche subitement le quart de l'individu.

J'ai dit et prouvé par les faits cités, que l'amputation de la cuisse faite au-dessus du tiers supérieur avait donné des succès proportionnellement plus nombreux qu'on n'en obtient ordinairement à cette hauteur. Du quart supérieur de la cuisse

à l'articulation coxo-fémorale, il n'y a pas loin, et
cependant l'augmentation de la perte de substance
est hors de toute proportion avec le surcroît de gravité des accidents qu'entraîne la désarticulation de
la cuisse. S'ensuit-il que la désarticulation coxo-
fémorale primitive ne peut jamais réussir, et qu'elle
doit être proscrite du champ de bataille? Malgré l'autorité des nombreux insuccès qu'a donnés jusqu'à
présent cette ressource extrême, immédiate ou consécutive, je ne puis admettre une exclusion aussi
absolue. Sur le champ de bataille, la nature, la gravité et l'étendue des lésions physiques ne permettent
pas toujours la temporisation ; dans les hôpitaux, il
faut apprécier le moment opportun pour prêter les
secours de l'art à la nature lorsqu'elle faiblit ou se
montre impuissante.

Pour rendre possible la réussite de la désarticulation primitive, il faudrait analyser soigneusement
toutes les perturbations qui doivent arriver inévitablement, qui arrivent le plus souvent après la sous-
traction subite d'une partie aussi importante que la
totalité du membre inférieur ; il faudrait surtout
constater soigneusement les altérations cadavéri-
ques. L'examen comparatif des troubles fonctionnels et des lésions organiques produites deviendrait
la source d'indications précises et utiles pour conjurer d'abord les accidents primitifs, qui jusqu'à
présent ont été beaucoup plus souvent causes de
mort que les accidents consécutifs.

L'examen comparatif des perturbations fonctionnelles qui suivent la désarticulation primitive et la
désarticulation consécutive, fournirait encore des
indications peut-être assez positives pour autoriser
une médication active après les amputations immédiates.

Après la désarticulation primitive et la désarticulation consécutive rapprochée, le cœur acquiert
subitement un surcroît d'activité fonctionnelle qui
détermine le plus souvent des accidents congestifs

promptement mortels, comme je l'ai observé sur
mes deux amputés qui avaient perdu peu de sang,
et qui sont morts de congestion pulmonaire. En raison des mauvaises conditions dans lesquelles nous
étions, en tenant un compte peut-être trop rigoureux des douleurs vives et prolongées qu'ils avaient
éprouvées, je n'ai pas osé les saigner, et je le regrette
encore.

Résections.

Les résections pratiquées sur le membre supérieur sont sanctionnées par l'expérience; le problème
est complètement résolu. Mais, pour leur conserver
leur valeur scientifique et leur utilité pratique, il ne
faut pas les compromettre en leur demandant plus
qu'elles ne peuvent donner, et être bien persuadé
que les indications de les faire utilement sont rares.
Dans les circonstances favorables, elles pourront
quelquefois remplacer très-avantageusement l'amputation ; dans les circonstances contraires, elles
seront plus graves et plus nuisibles que celle-ci.

Dans les six mois, nous n'avons reçu qu'une seule
résection de la tête de l'humérus, qui s'est terminée
par gangrène avec emphysème ; mais le blessé était
déjà sous l'influence d'une infection purulente qui
devait être inévitablement mortelle. Dans ce cas, on
avait réséqué huit à dix centimètres de la partie supérieure de l'humérus. qui a été scié au niveau de
l'attache du deltoïde : le canal médullaire était rempli de pus jusqu'à sa partie inférieure. Je crois que
dans cette occasion on a dépassé les limites du possible et du raisonnable, et compromis la valeur de
la résection de la tête humérale.

Pendant toute la durée de la campagne d'Orient,
j'ai vu trois cas de résection de la partie moyenne
de l'humérus : deux des opérés sont morts d'infection purulente, le troisième a guéri après désarticulation de l'épaule qui a pu être encore faite en temps

utile, avant la manifestation des symptômes carac-téristiques de la pyohémie qui était imminente.

D'après les accidents et les mauvais résultats qui ont suivi cette opération, je me demande encore dans quelles circonstances elle paraît indiquée, et quelle peut en être la valeur. L'extraction des esquilles les et la résection des pointes osseuses, dans ce cas et dans cette région, ne nécessitent pas de grandes incisions, produisent moins de douleurs, n'exposent pas à une si grande perte de sang, et suffisent pour mettre le membre dans les conditions les plus favorables, si l'on croit pouvoir tenter sa conservation. Dans les fractures du tissu compacte par plaies d'armes à feu, on ne peut jamais reconnaître d'une manière précise l'étendue des éclats et des fissures; on s'expose à faire une opération incomplète et insuffisante, ou à retrancher une trop grande étendue de la diaphyse ; ce qui rend le rapprochement des extrémités osseuses très-difficile et leur coaptation presque impossible, comme je l'ai vu sur deux blessés placés dans mon service. Le canal médullaire, ouvert dans sa partie la plus large et plongeant dans un vaste foyer purulent, s'enflamme inévitablement et produit l'infection purulente. La consolidation devient presque impossible, et la prolongation du décubitus, qui est presque toujours forcé, ne tarde pas à développer et à multiplier des complications graves, promptement mortelles.

J'ai vu guérir quelques fractures plus ou moins comminutives de l'humérus par coup de feu ; j'ai quelquefois retiré des esquilles lorsque l'opération était facile ; le plus souvent j'ai laissé à la suppuration le soin de les détacher, mais je n'ai jamais été tenté de faire une résection complète.

A l'avant-bras, la résection trouve aussi son application, surtout lorsqu'un seul des deux os est lésé. Mais ici encore l'extraction des esquilles est le plus ordinairement chose si simple et si facile, que je n'ai jamais vu l'utilité ni la nécessité d'aggraver la

lésion des parties molles pour aller réséquer l'extrê-
mité des deux fragments, et sacrifier inutilement
des parties saines dont la conservation est très-importante pour favoriser et accélérer le travail de consolidation.

J'ai vu plusieurs cas de fracture du radius seul,
ou du cubitus seul, guérir complètement sans résection. Dans un cas de fracture comminutive du tiers inférieur du radius, il m'a suffi d'agrandir un peu l'ouverture antérieure pour retirer quelques esquilles mobiles et réséquer facilement les pointes osseuses avec
la scie à chaîne : le blessé a guéri facilement et assez
promptement. Il m'eût été bien facile de dénuder les
deux bouts de l'os et de les réséquer à une certaine
distance de la fracture ; l'opération eût été plus bril-
lante, mais plus grave et plus douloureuse, sans
donner un résultat plus satisfaisant.

J'ai vu deux fois réséquer le péroné fracturé par
un coup de balle, le tibia n'ayant éprouvé aucune
lésion ; mais dans les deux cas l'opération était parfaitement inutile, et l'opérateur n'a point à revendi-
quer les honneurs de la guérison, si elle a lieu.

Je ne puis juger convenablement la valeur des
résections en général d'après les quelques cas que
j'ai vus ; cependant en raison des mauvaises conditions
dans lesquelles nous étions, de la fréquence de la
pyohémie qui se produisait souvent, même sans lésion
osseuse ; de la pourriture d'hôpital, qui était toujours
imminente ; en raison surtout de l'épuisement de
nos blessés, de l'inertie des fonctions organiques,
du cachet scorbutique qu'ils présentaient tous, toutes
conditions qui, dans les cas les plus heureux, rendent toujours la réparation des lésions osseuses très-
lente et très-difficile, je crois qu'à l'armée d'Orient
les résections sont loin d'avoir donné des résultats
aussi satisfaisants qu'en Afrique, où Baudens a
obtenu des succès véritablement remarquables, qui
ont élargi le cercle de la médecine opératoire et
grandi les bienfaits de la chirurgie conservatrice.

Mais dire que la résection est appelée à remplacer souvent l'amputation, c'est vouloir la déconsidérer auprès de ceux qui n'admettent pas facilement que le vrai peut quelquefois n'être pas vraisemblable.

Si les résections primitives ont donné des résultats peu satisfaisants, les résections médiates et ultérieures de la saillie osseuse consécutive à l'amputation dans la continuité ont été presque constamment funestes, et nous ont prouvé combien il est difficile de dégager l'inconnu du problème complexe qui constitue les indications en médecine opératoire. Il faut analyser soigneusement les circonstances dans lesquelles on se trouve et les causes du mal que l'on veut combattre, pour arriver à des données plus ou moins probables, mais jamais certaines.

J'ai essayé plusieurs fois la résection de la saillie osseuse; je l'ai vu faire par d'autres: hormis un fait exceptionnel, la mort a été constamment la conséquence de cette opération complémentaire, qui paraissait cependant bien indiquée, et que, dans d'autres circonstances, j'ai vu plusieurs fois parfaitement inoffensive. Après les tentatives malheureuses que j'ai faites et celles que j'ai vu faire dans les derniers temps, je me suis scrupuleusement abstenu, bien persuadé que la temporisation offrait encore plus de chances favorables que la résection. L'observation suivante m'a paru tellement concluante, qu'il faut bien réfléchir avant de faire une opération qui souvent est utile et nécessaire pour compléter la guérison, mais qui le plus souvent n'est jamais urgente, et qui peut produire les accidents les plus funestes.

Le nommé Kaucheroff (Savelli), d'une haute taille, d'une très-forte constitution, blessé à la bataille de l'Alma, fut amputé immédiatement à la partie moyenne de la cuisse gauche. Le 30 janvier 1855, la plaie est complètement fermée depuis longtemps, l'os fait une saillie de trois à quatre centimètres. Malgré un séjour prolongé à l'hôpital, ce blessé conserve tout son embonpoint, ne présente aucun symptôme d'intoxication purulente, et paraît jouir de la santé la plus florissante. Encouragé par le fait d'un autre prisonnier russe couché près de lui, amputé aussi de la cuisse le même jour, auquel M. Mounier a réséqué une saillie pareille du fémur, et qui est actuellement complètement guéri, Kaucheroff réclame instamment la même opération. Le lendemain 31, M. Mounier, après avoir incisé les parties molles au-dessus de la cicatrice, résèque huit à neuf centimètres du fémur, qui est ramolli et dénudé : la moelle est noirâtre et infiltrée de matières purulentes jusqu'au-dessus du point de section. Dans la nuit du 1er au 2 février, ce blessé mourut presque subitement, foudroyé par une congestion pulmonaire intense. A l'autopsie, nous avons trouvé l'os dénudé jusqu'à l'insertion de la capsule fibreuse, et ramolli jusqu'à sa partie supérieure; le tissu réticulaire infiltré de pus dans toute son étendue, la tête gorgée de sang noir sans points purulents, l'articulation intacte et parfaitement saine; les poumons noirs, gonflés, fortement congestionnés, sans aucune trace d'abcès métastatiques; il existait seulement quelques noyaux sanguins récents; toutes les cavités séreuses splanchniques et articulaires étaient saines; le foie et la rate ne présentaient aucune altération morbide.

Sans la congestion pulmonaire qui a rapidement enlevé ce blessé, il est très-probable que l'altération osseuse et médullaire qui jusque-là était restée latente, sans réaction sur l'organisme, serait passée à l'état aigu, et aurait rapidement produit l'intoxication purulente qui s'est presque toujours déclarée après les résections que j'ai faites et celles que j'ai vu faire.

L'opinion des auteurs sur la valeur de la résection après les amputations est encore partagée : les uns, auxquels elle a toujours réussi, la considèrent comme peu grave et avantageuse; d'autres, n'ayant obtenu que des insuccès, la regardent comme très-dangereuse et la rejettent, aimant mieux attendre du temps et des efforts de la nature l'élimination de la portion d'os nécrosée. L'appréciation des conditions hygiéniques et pathologiques dans lesquelles se trouvent les amputés, la nature des accidents qui ont causé la rétraction des parties molles et la saillie de l'os, permettront de concilier ces deux opinions contraires; elles permettront surtout de fixer d'une manière plus ou moins approximative la valeur de la résection, l'indication pour la faire en temps opportun, et les chances de réussite on d'insuccès.

Lorsque la rétraction des parties molles et la saillie de l'os sont le résultat d'une inflammation phlegmoneuse du moignon, du spasme musculaire avec tremblements convulsifs prolongés, d'une opération mal exécutée ou de pansements mal faits, sans symptômes de phlébite ni d'ostéo-myélite, sans troubles généraux qui donnent lieu de craindre une intoxication purulente, la résection est indiquée et réussira le plus souvent, même faite peu de temps après l'opération, mais toujours après la cessation complète des accidents qui en sont la cause.

Lorsqu'au contraire la rétraction des chairs et la saillie de l'os résultent d'une phlébite ou d'une ostéo-myélite, quel que soit l'état général présent, comme il n'est pas possible d'apprécier d'une manière exacte l'étendue de l'altération locale et la susceptibilité morbide individuelle, la résection me semble contre-indiquée, ne doit pas réussir, et ne nous a pas réussi; bien plus, cette opération, toute minime qu'elle paraît, est, en pareille circonstance, plus que suffisante pour développer ou activer l'intoxication purulente, pour faire passer à l'état aigu une altération restée locale, qui pouvait s'étendre sur place, et se terminer au bout d'un temps variable, mais toujours très-long, par une guérison complète et définitive. Le fait des deux prisonniers russes que je viens de citer me paraît trop concluant pour n'être pas pris en sérieuse considération ; l'axiôme philosophique : « Dans le doute, abstiens-toi. » n'a jamais trouvé une application plus vraie et plus importante que dans la question actuelle.

Au début de la campagne, nous avons manqué de l'expérience pratique si nécessaire toujours, mais surtout dans les situations difficiles, exceptionnelles, où il faut savoir préférer le connu à l'inconnu, l'utile à l'agréable, et ne pas s'aventurer dans des essais que les circonstances rendent toujours difficiles et souvent nuisibles. Il faut simplifier autant que possible, pour s'assurer de bons et utiles résultats ; ne pas sacrifier le membre aux individus, et agir toujours dans l'intérêt de la généralité. Il faut sans doute profiter de toutes les circonstances pour enrichir la pratique de faits nouveaux, et procurer aux blessés du champ de bataille le bénéfice des progrès et des améliorations que la science réalise dans des situations plus calmes, entourée de ressources qui manquent souvent en campagne ; mais il faut avant tout faire une appréciation rigoureuse des conditions hygiéniques au milieu desquelles on se trouve, et qu'il faut accepter quand on ne peut les changer ; considérer l'état physiologique des blessés, les moyens de traitement dont on peut disposer, les difficultés inhérentes à chaque opération , et aux soins consécutifs ; voir ce qu'il est raisonnable de craindre ou d'espérer. Essayer des méthodes et des procédés nouveaux dans des circonstances défavorables, c'est d'abord s'exposer à des mécomptes et faire peser sur la méthode ou le procédé des insuccès dont ils ne peuvent être responsables ; c'est jeter sur une chose bonne et rationnelle un discrédit fâcheux, parce que les faiseurs de statistiques générales ne manquent jamais de s'emparer des résultats, sans tenir compte des circonstances qui les ont produits.

Depuis cinquante ans, la thérapeutique chirurgi-

cale a fait de remarquables progrès; la médecine
opératoire a acquis un degré de certitude et de précision qui donne presque le droit de tout oser. Mais
il ne suffit pas d'opérer pour guérir, il faut encore
les soins consécutifs, il faut que la tête sache faire
ce que la main a commencé; il faut surtout le concours actif de la nature médicatrice, sans lequel la
science est inutile et l'art impuissant.

Pourvus de beaucoup de procédés nouveaux, d'instruments perfectionnés et d'appareils que ne con-
naissaient pas les chirurgiens de la République et du
premier Empire, nous avions presque le droit de
compter sur une supériorité de beaux et bons résultats qui, malheureusement, n'a pas été atteinte, malgré d'excellentes intentions, et peut-être même quelques prétentions. Mais une fois aux prises avec les difficultés qui nous dominaient, nous avons appris à être
indulgents pour ceux qui nous ont précédé dans la
pénible carrière de la chirurgie militaire; nous avons
pu nous convaincre de notre insuffisance chirurgicale, et surtout de la valeur assez minime de beaucoup de nouveautés scientifiques qui ne sont pas
faites pour les situations exceptionnelles et mauvaises.

Aussi, je reste bien convaincu que si le talent
opératoire est avant tout indispensable, il est loin
de suffire; que le plus important est de bien saisir
les indications, et de les remplir en temps opportun; que le chirurgien le plus heureux sera toujours
celui qui cherchera moins à briller qu'à être utile,
qui saura le mieux apprécier les circonstances et
faire un choix judicieux des méthodes, des procédés opératoires et des moyens thérapeutiques appropriés aux conditions diverses et infiniment variées qui se présentent à l'armée et sur le champ
de bataille.

www.ingramcontent.com/pod-product-compliance
Lightning Source LLC
LaVergne TN
LVHW050415060726
842524LV00002B/580